DES

APPLICATIONS MÉDICALES

DE LA

PILE DE VOLTA

PRÉCÉDÉES D'UN

Exposé critique des différentes méthodes d'électrisation

PAR

Le docteur HIFFELSHEIM,

Lauréat de l'Institut,
membre de la Société de Biologie, de la Société Philomatique,
de l'Académie de médecine de Madrid, etc.

PARIS

J.-B. BAILLIÈRE ET FILS,

LIBRAIRES DE L'ACADÉMIE IMPÉRIALE DE MÉDECINE,
rue Hautefeuille, 19.

Londres   **New-York**

Hipp. BAILLIÈRE, 219, Regent street. BAILLIÈRE brothers, 440, Broadway.

MADRID, C. BAILLY-BAILLIÈRE, CALLE DEL PRINCIPE, 11.

1861

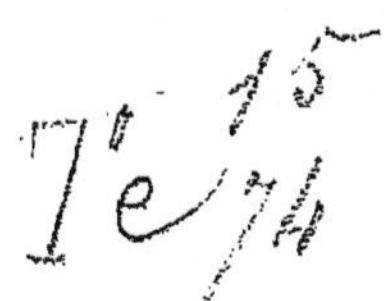

PRINCIPAUX TRAVAUX PUBLIÉS PAR L'AUTEUR :

Etudes physiques et mathématiques de la *Circulation* du sang, dans les deux segments de son cercle, 1849. (Rapport de MM. Claude Bernard et Brown-Sequard.)

Recherches sur un procédé d'analyse des *Urines* diabétiques.

Recherches et détermination de la matière colorante du *Pus bleu* (sur un cas du service de M. Rayer).

Recherches sur le développement des monstres doubles.

Récherches sur les *Spermatozoïdes* (à l'occasion d'un mémoire de Sieboldt).

Note sur la structure des *Membranes oblitérantes* des artères dans les sacs anévrismaux (avec M. Ch. Robin).

Mémoire sur la *Fracture* de l'apophyse *Zygomatique* et des complications remarquables (avec M. Pidoux).

Recherches sur la nature du *Placenta* dit graisseux (avec M. Laboulbène). (Travaux présentés à la Société de Biologie.)

Considérations physiologiques à propos de la méthode *stibiodermique*. (Gaz. méd., 27 décembre 1853.)

Recherches sur la pénétration des *Spermatozoïdes* dans l'œuf des diverses classes d'animaux; sur les *Monstres doubles :* dans le laboratoire de M. Coste, reproduites dans les Archives de médecine et dans les comptes rendus de l'Académie des sciences, 1853, 1854, 1855.

Considérations sur les *Principes immédiats* des corps organisés. (Premier mémoire, 1852.)

Considérations, etc. — Nutrition. — *Etude des milieux.* (Deuxième mémoire, 1852.)

Recherches théoriques et expérimentales sur la nature des *Mouvements du cœur* et leurs causes. (Lu à l'Institut, 1854.)

Recherches de physiologie comparée sur la nature des *Mouvements du cœur.* (Lu à l'Institut, 1855. La partie physique a obtenu une récompense au concours des Prix Monthyon.)

Recherches et détermination de la cause du *Battement du cœur*, sur les animaux. (Lu a l'Institut, 1856, et récompensé aux concours pour les Prix Monthyon.)

Application des *Sciences exactes* à la physiologie. (Lu à la Société Philomatique 1857.)

Recherches microscopiques sur l'action du *Courant voltaïque* continu imperceptible sur la circulation, 1856, 1857, 1860, (avec M. Ch. Robin).

Considérations sur l'*Ictère grave* (avec M. Ch. Robin). Lu à la Société de Biologie, Mémoires de la Société de Biologie, t. IV, 2e série, 1858.

Etudes générales du *Courant Voltaïque continu* permanent. — *La Science*, 1857, 9 mai. (Lu à la Société Philomatique.)

Théorie et pratique de l'*Electrisation* ou des applications de l'électricité dynamique à la physiologie et à la thérapeutique. (Lu à la Société de Biologie, Mémoires de la Société de Biologie, t. IV, 2e série, 1858.)

Recherches cliniques sur les propriétés du *courant voltaïque* continu permanent. (Lu à l'Institut, le 1er février 1858.)

Des conditions d'activité de la pile et du *courant continu* permanent. (Lu à la société de Biologie, Mémoires de la Société de Biologie, t. V, 1859.)

De la *Tension Electrique*, Gaz. hop., 29 juin, 1858.

Transport de la matière par *les Courants*. Revue Etrangère, 1858, juin.

Mémoire sur le *Goître Exophthalmique* (rapport de M. Trousseau). [Académie de médecine, avril 1860.]

Recherches sur la *Résistance des Tissus*, aux diverses espèces de courants (avec M. Bréguet), *sous presse.*

Paris. — Imprimerie BAILLY, DIVRY et Comp., rue Notre-Dame des Champs 49.

DES
APPLICATIONS MÉDICALES

DE LA

PILE DE VOLTA.

PRÉCÉDÉES D'UN

Exposé critique des différentes méthodes d'électrisation,

PAR

Le docteur HIFFELSHEIM,

Lauréat de l'Institut,
membre de la Société de Biologie, de la Société Philomatique,
de l'Académie de médecine de Madrid, etc.

PARIS

J.-B. BAILLIÈRE ET FILS,

LIBRAIRES DE L'ACADÉMIE IMPÉRIALE DE MÉDECINE,
rue Hautefeuille, 19.

Londres.   **New-York.**

Hipp. BAILLIÈRE, 219, Regent street.   BAILLIÈRE brothers, 440, Broadway.

MADRID, C. BAILLY-BAILLIÈRE, CALLE DEL PRINCIPE, 11.

1861

DES

APPLICATIONS MÉDICALES

DE LA

PILE DE VOLTA.

~~~~~~

EXPOSÉ CRITIQUE

DES

DIFFÉRENTES MÉTHODES D'ÉLECTRISATION.

Depuis quelques années, les applications de l'électricité se généralisent et se répandent; on l'emploie dans les maladies les plus variées, par les procédés les plus divers : il est donc essentiel d'ériger en méthode une pratique dont l'importance est étouffée par l'arbitraire. En effet, les diverses manières d'employer cet agent que la physique dénomme, malgré ses manifestations si multiples, du seul et même nom d'électricité, correspondent, au fond, à une série de médications très-distinctes dans une certaine limite déterminable.

L'électricité statique, la première connue et telle qu'elle est engendrée par les machines à frottement, a donné des résultats pratiques d'un avantage incontestable, si nous consultons les documents laissés par nos prédécesseurs les plus éclairés.

Pourquoi cette source d'électricité a-t-elle été abandonnée en majeure partie? C'est ce que nous allons succinctement examiner. Deux procédés très-différents ont servi de tout temps dans son administration. Tantôt on place un sujet sur
~~~~~~

un isoloir (à pied de verre), et on le met en communication avec des conducteurs en rapport avec la machine à frottement. En ce cas, la seule tension ou force expansive de l'électricité détermine sa diffusion sur l'individu que l'on veut influencer ou charger. Selon les conditions du milieu ambiant, le sujet retient une quantité plus ou moins grande de l'agent qui, ainsi que sur la machine, tend à s'échapper par les pointes (p. ex. les cheveux). Généralement, en ce cas, on soustrait l'électricité soit par des excitateurs métalliques, pratique qui était en grande vogue au commencement du siècle, ou bien on se sert des doigts. Il en jaillit des étincelles de recomposition du fluide qui se trouvait libre à la surface du corps. Evidemment, puisqu'en physique on a démontré que cette électricité statique reste à la surface des corps métalliques, à plus forte raison ne pénètre-t-elle point dans les tissus vivants, qui sont relativement si mauvais conducteurs. Cette action est donc indéterminée physiquement, puisque l'on ne gouverne point l'agent. Si elle a des propriétés physiologiques, l'on n'a pu en juger que par les résultats thérapeutiques, sans expérimentation rigoureuse, ceux-ci se compliquant forcément d'une série d'actions et de réactions organiques des corps extérieurs et intérieurs.

Tantôt on administre l'électricité statique avec la bouteille de Leyde, et de manière à produire une commotion ; on obtient un courant instantané reposant sur la recomposition du fluide ; et quoique cette action ne soit pas limitée au seul point de contact, néanmoins on ne peut encore déterminer facultativement sa direction.

Les guérisons essentiellement empiriques que l'on a obtenues dans ces deux conditions, n'ont pas pu sauver ce mode d'administration de l'électricité, parce que toute précision étant impossible, on n'a jamais pu élever ces procédés à la hauteur d'une véritable méthode scientifique, et que chacun réussissait ou ne réussissait pas, selon des circonstances toutes personnelles. Il ressort, des diverses circonstances énumérées, pour l'électricité, une infériorité notable par rapport à l'administration des médicaments si variés, à indications parfois si précises, et toujours susceptibles au moins d'une formule.

Quand la pile de Volta fut découverte, et que l'on eut reconnu la possibilité de faire passer le fluide accumulé aux deux pôles, au travers un conducteur métallique ; que ce passage, *ce courant* avait lieu dans les conditions variées à l'infini, pourvu que l'on établît, toujours un rapport convenable entre la source voltaïque, les résistances et les fils conducteurs ; et qu'enfin il fut démontré que dans ce courant on pouvait intercaler le corps humain, à la seule condition d'avoir une source génératrice assez puissante, la question de l'électricité médicale changea absolument de face. En effet, dès lors on dirigea à volonté de l'électricité au travers telle partie qu'on jugeait convenable d'influencer spécialement. Désormais on demeure maître de l'électricité pour la distribuer à volonté, celle-ci obéissant essentiellement à l'attraction exercée par les deux pôles de nom contraire placés sur deux points déterminés du corps. C'est là que gît le progrès. Malheureusement la pile fut mal employée et abandonnée à son tour, à cause de l'extrême difficulté de son maniement.

La découverte des phénomènes d'induction devait bientôt la réhabiliter partiellement, mais à la condition d'avoir été perfectionnée dans sa disposition. Car elle trouvait une rivale dans les aimants, qui développent également l'électricité induite dans des fils multiplicateurs. Cette double découverte : l'induction et l'électro-magnétisme, eut une influence décisive sur le sort de l'électricité médicale. Nous voyons en effet apparaître des appareils d'induction de forme et de disposition variées, mais donnant forcément et exclusivement des courants intermittents dont la propriété caractéristique est de mettre en action la contractilité musculaire. Que l'on varie la disposition des conducteurs à l'infini, l'on n'en aura pas moins des courants *intermittents* ou *interrompus*. C'est là ce qu'il ne faut point oublier.

En interprétant cette propriété fondamentale des courants

intermittents, on est arrivé invariablement, en y comprenant même les effets semblables de la bouteille de Leyde, à ne voir dans l'électricité qu'un stimulant ou un excitant. Or, l'électricité même statique, administrée sur un isoloir, est-elle également un excitant dans toutes les conditions? *C'est ce qui n'est nullement démontré.*

Mais j'ai pensé que l'électricité pouvait être administrée dans des conditions toutes différentes de l'intermittence. Ainsi pensait, et presque aussitôt, M. Remak, de Berlin (1). J'ai réhabilité la pile de Volta, après avoir contribué à lui imprimer des modifications dans la disposition de ses principes électro-moteurs. Certainement, ses applications, jusqu'à un certain point, étaient indépendantes, théoriquement parlant, de la forme de la pile. Mais dans une grande limite et surtout au point de vue pratique, d'autres piles devenaient indispensables. Ce point de vue fondamental, établit déjà une différence de principe entre M. Remak et moi, ce dernier se servant de la pile ordinaire de Daniell. Je suis parti de cette notion que pour modifier l'organisme à l'aide d'un agent que l'on dirige avec autant de certitude à travers un corps, il fallait se placer au moins dans des conditions aussi avantageuses que celles de l'administration des médicaments ordinaires. En effet, tandis que ceux-ci sont introduits dans l'organisme et destinés à y demeurer plus ou moins, jusqu'à ce jour, cette électricité de nature intermittente, *n'a pu être administrée que pendant* 10, 15, 30 minutes au plus (2). La méthode Dropsy, qui, tout en usant du même moyen, l'a généralisé sur le corps, s'applique pendant un temps un peu plus long. Nécessairement les courants intermittents, par leur effet excitant même, ne sauraient être impunément administrés plus longtemps.

De ces diverses considérations, on peut déduire l'étroite limite des applications rationnelles des courants intermittents.

(1) *Galvanothérapie* ou du traitement des maladies nerveuses et musculaires par le courant galvanique constant. Paris, 1860.
(2) Il en est de même dans la pratique de M. Remak.

D'autre part, pour étendre le champ de l'électro-thérapie, il fallait rechercher si le courant de la pile *était forcément un excitant*. Nous avons reconnu au contraire, dans des conditions que nous préciserons, que ce courant pouvait devenir directement un *sédatif*, un *calmant*. Evidemment, si le courant de la pile, continuellement engendré, peut être envoyé d'une manière permanente au travers du corps, non-seulement on rentre à certains égards dans les conditions des médicaments, mais, à un autre point de vue, on surpasse ceux-ci par la certitude de la direction imprimée à l'agent modificateur et l'invariabilité de son action. Car, ce que devient un médicament confié à la bonne nature, on l'ignore à peu près.

Généralement, quand un médicament est administré en vue d'une affection locale, s'il survient une guérison, et qu'on l'attribue au médicament, il faut admettre l'intervention intelligente des forces reconnues en d'autres circonstances, (c'est-à-dire les empoisonnements) de l'espèce la plus aveugle.

Mais pour administrer le courant voltaïque continu d'une manière permanente, au lieu de cinq à dix minutes, comme le fait M. Remak, il fallait donner à ce courant des propriétés spéciales et le moyen de contrôler de la manière la plus rigoureuse son degré d'activité pendant toute la durée et à tout instant de son application. Dans des expériences faites avec M. Breguet, le savant physicien, j'ai reconnu qu'un seul élément voltaïque est susceptible d'engendrer un courant qui traverse le corps. Pour constater ce fait, il suffit d'un galvanomètre assez sensible pour accuser le courant le plus infime (au moins quatre cents tours), chiffre bien inférieur aux instruments de Dubois-Reymond, qui ont de 16-24,000 tours. Mais il est juste d'ajouter qu'il faut des éléments plus nombreux pour obtenir des effets physiologiques perceptibles.

On sait que pour se rendre compte du travail d'une pile on considère la force électro-motrice d'un élément, et on divise celle-ci par la résistance propre, ce qui donne l'intensité du courant.

A mesure que l'on multiplie le nombre des éléments, on augmente l'intensité de la pile. Or, cette intensité se traduit par des effets destructeurs et désorganisateurs des tissus vivants. Il y a donc un grave inconvénient à employer une pile dont les éléments ont une grande unité d'intensité. Il faut rechercher des piles dont les éléments offrent une intensité très-faible et qui puissent être impunément multipliés dans le seul but d'augmenter la *tension* qui croît avec le nombre des éléments, quelle que soit la force électro-motrice ou la résistance de chaque élément.

Cette propriété générale, la *tension* qui agit comme simple force de pression, ou d'expansion, est la seule, quoique médicalement la plus essentielle, des propriétés physiques de la pile, dont on ne se soit pas préoccupé, et que l'on a constamment négligée, sauf une exception. C'est cependant cette propriété qui, avec des éléments voltaïques insuffisants, permet de produire des effets contractiles si énergiques à l'aide des fils dits *multiplicateurs*. Ce qui est capital dans l'application de ce courant voltaïque permanent à haute tension, c'est qu'il agit sur l'organisation d'une manière lente, imperceptible, par sa continuité même. C'est qu'il modifie l'organisme, sans perturbation violente, en travaillant aussi silencieusement que la nutrition, base de la vie elle-même.

Ainsi, l'imitation du travail physiologique normal influe sur celui-ci, par une intervention incessante qui le fait entrer dans une voie nouvelle, souvent heureusement curative. Un instrument de contrôle est indispensable, avons-nous dit; cet instrument peut être un galvanomètre ou un voltamètre. Le voltamètre a le précieux avantage de montrer, par la quantité d'eau décomposée dans 24 heures, la quotité de l'électricité qui a traversé le circuit dans lequel le voltamètre se trouve compris avec le corps humain et la pile. On comprend le grand intérêt qu'il y a, à posséder une pile dont le courant soit constant le plus longtemps possible, et, par cela même, on comprend le peu d'utilité qu'a cette même constance pour celui qui n'applique le courant sur le seul et même malade, que durant quelques minutes journellement (méthode Remak). Pour comprendre les applications variées auxquelles se prête le *courant voltaïque continu permanent*, il faut savoir ainsi que je l'ai constaté avec M. Ch. Robin, que ce courant modifie remarquablement la circulation-capillaire.

Tandis que le courant intermittent contracte les éléments musculaires des capillaires, effet qui est suivi généralement et par réaction d'une grande activité dans la circulation capillaire, le courant voltaïque continu, une fois le circuit fermé, dilate au contraire les capillaires et semble établir en même temps une régulière et uniforme circulation du sang. Cette action fondamentale, par l'importance des effets immédiats qu'elle entraîne dans la nutrition de tous les organes, explique comment le courant voltaïque permanent, peut s'adresser à des affections de nature en apparence si différentes.

Il ressort de ce qui précède, qu'aujourd'hui il n'est plus juste de se servir indistinctement de l'expression d'électrisation. Autant il y a de différences entre la température de 20 degrés au-dessous de zéro et de 100 degrés au-dessus, autant il y a de variétés d'effets, alors que l'on soumet un corps chimique à ces différentes températures ; autant aussi l'on obtient d'effets différents selon que l'on emploie un courant continu ou intermittent. Et autant il y a de différence, entre les actions lentes ou insensibles de la fermentation ou des agents atmosphériques, sur tous les corps de la nature, comparés aux actions brusques de la chimie de laboratoire, autant il y a de différence entre l'action passagère d'une application électrique momentanée, et une application qui peut durer des mois entiers. Déjà pratiquement, il est permis de considérer le courant intermittent comme un excitant, et le courant continu comme un sédatif ou calmant. Sans doute, le courant voltaïque continu peut-être excitant à son tour toutes les fois qu'on l'emploie au delà d'une certaine mesure. Il y a des exemples où l'excitation est survenue avec des doses relativement très-faibles. Mais, en ces cas, il s'agit de su-

jets dont le système nerveux était dans des conditions exception-
nelles d'éréthisme. Dans la pratique, généralement une pile de
vingt éléments, au sulfate de plomb, est installée dans un coin
d'une salle. Deux fils conducteurs et isolés partent des deux pôles;
sur un point de l'un des fils est intercalé le voltamètre. Les deux
fils conducteurs sont maintenus fixés sur un mur. Des fils très-
souples de cuivre, ayant chacun à leur extrémité une petite tige
de platine au moins d'un cinquième de millimètre de diamètre,
s'engagent par ces deux contacts inaltérables dans des éponges,
dans la profondeur desquelles ces tiges sont bien maintenues.
Ces éponges humides, au moins au nombre de deux, mais pouvant être plus nombreuses pour des applications multiples, sont
maintenues sur deux parties qui représentent le point d'entrée
et le point de sortie du courant. Ces deux points sont eux-mêmes choisis de manière à représenter les extrémités d'un axe
qui traverse forcément l'organe ou les organes qu'on veut influencer. Exemple : on veut agir sur un point donné de la tête
ou du cerveau, on pourra placer une éponge sur une tempe, et
celle du pôle de nom contraire sur la tempe opposée. On maintient les deux éponges mouillées avec une bande qui fait un
seul tour circulaire. Les fils demeurent librement suspendus,
et comme il est loisible de leur donner n'importe quelle longueur, 6 mètres dans la partie non fixée au mur, le malade peut, jusqu'à un certain point, se promener et à plus
forte raison coucher avec ses fils. A l'hôpital de la Salpêtrière,
l'été passé, les folles que j'ai traitées, avaient reçu assez de
fils au travers des croisées, pour se promener dans une étendue de quelques mètres dans les cours. Pour un particulier,
maître unique chez lui, rien ne s'oppose à ce qu'il se promène
dans ses appartements ou ses jardins. De temps en temps, on
injecte de l'eau sur les éponges afin qu'elles soient constamment conductrices.

RECHERCHES ET OBSERVATIONS

SUR LES

APPLICATIONS MÉDICALES

DU COURANT VOLTAIQUE CONTINU PERMANENT

selon la méthode de M. HIFFELSHEIM.

Je me suis efforcé de grouper, dans de courtes esquisses, des phénomènes de physiologie pathologique très-variés, et d'abréger ou de supprimer tout ce qui n'était pas indispensable à l'intelligence des faits. Ce n'est pas tout à fait ainsi que l'on procède en France. Mais à l'étranger, où les observations sont autant prisées que chez nous, où chacun ne prise que les siennes propres, à l'étranger, dis-je, les traités les plus importants, comme celui de *Romberg* sur la Pathologie du système nerveux, sont faits presque en entier avec des observations bien plus succinctes que les miennes, et dont les corollaires forment toute la partie didactique du traité.

D'importants changements ont été introduits dans ma méthode depuis la publication très-sommaire des faits recueillis à la Charité (1), et présentés à l'Académie des Sciences, février 1858 : la pile, la pierre angulaire de la méthode, est remplacée dans beaucoup de cas depuis un an, par la pile au *sulfate de plomb,* dont j'exposerai en temps et lieu, les propriétés et le maniement.

Les autres changements seront exposés à la fin de ce travail, en attendant la publication de mon livre, retardée bien malgré

(1) Sous les auspices bienveillants de M. Rayer.

moi par l'extension de ma méthode et les modifications que cette extension a rendues inévitables.

Quoique je n'aie pas tenté de classer les maladies observées, je les ai néanmoins groupées à peu près par ordre de simplicité dans la nature intime (saisissable) des lésions.

C'est pourquoi l'on trouve en tête des affections observées, quelques types dont le traitement est bien moins aisé à formuler que celui des *névralgies*, par exemple, d'origine si complexe et dans lesquelles j'ai réussi longtemps de la manière la plus empirique, mais souvent avec une surprenante facilité. — Toutefois, même après bien des recherches analytiques sur l'enchaînement des causes et des effets observés, je déclare que la cure de ces névralgies réclame, dans certains cas, la plus extrême attention.

DYSMÉNORRHÉE (AMÉNORRHÉE PASSAGÈRE).

Le 15 mai 1857, vint à ma consultation une femme de chambre, âgée de vingt-deux ans, bien conformée, vierge, généralement bien portante. Réglée depuis l'âge de quatorze ans, sa menstruation, exacte d'ordinaire, de bonne couleur et peu abondante, s'arrêta, il y a deux mois et huit jours, sous l'influence d'une pénible émotion. Quand elle vint, elle avait mal à la gorge, rouge et enflée, ainsi que les amygdales. Souffrances dans le flanc gauche. Inappétence. Insomnie depuis quinze jours. Pas de force dans les jambes. Elle ne put continuer sa tâche. On lui posa des sangsues à la vulve, sans résultat. Je lui appliquai une pile de trente éléments larges sur le bas ventre, en ceinture; vinaigre pur. Dès la première nuit, elle dormit. Le lendemain, elle ne souffrait plus dans le côté, mais elle éprouvait de violentes coliques dans le bas-ventre : au bout de quarante-huit heures de souffrances, elle eut ses règles ; à ce moment l'angine avait disparu. Ses règles furent plus abondantes que depuis fort longtemps. A partir de là, sa menstruation a repris son cours normal.

Cette application me fut inspirée dans les conditions suivantes : Je soignais une jeune dame atteinte de ramollissement cérébral. Tous les traitements avaient échoué ; je fus invité à tenter ce que les courants continus pourraient modifier. Je lui appliquai une pile de trente éléments larges, un quart vinaigre, sur la tête, du front à la nuque. Comme celá l'importunait beaucoup, je lui plaçai la pile sur le dos. Depuis huit mois, elle était aménorrhéique. Elle dépérissait à vue d'œil. Un jour elle fut prise d'une métrorrhagie inquiétante ; pendant qu'on me chercha, on eut l'idée de lui retirer la pile, la métrorrhagie cessa aussitôt.

Cette femme avait un souverain mépris de la vie et ne se soignait que malgré elle. Alors voulant avoir « le cœur net, » quant à l'interprétation de cette perte, elle remit la pile de son propre chef, le surlendemain. Nouvelle perte. On la retira ; le phénomène cessa. Elle me raconta sa hardie prouesse. Il est juste de dire qu'elle ne profita pas de mon traitement, si ce n'est une lucidité passagère d'esprit, un peu de gaîté ; mais la maladie continua ses ravages.

A dater de ce moment, j'ai bien des fois déterminé la menstruation en retard, et il serait difficile de me persuader à moi, et encore plus aux gens guéris, que ce fut une coïncidence. Je n'emploie pas la pile dans tous les cas : jamais, par exemple, chez les tuberculeux, ou dans les cas de grossesse présumée.

Le moyen a échoué au moins dans un tiers des cas.

Dans les dysménorrhées *sans complication* j'ai eu un succès à peu près constant.

Cependant les maux de tête, les étouffements, les étourdissements, les douleurs fixes dans quelque partie du corps, accompagnaient plusieurs des cas.

J'ai pris note de dix personnes que tout m'autorise à dire

vierges, parmi lesquelles mon attention fut fixée surtout sur une demoiselle adressée par un mien maître, trente-quatre ans ; une seconde, femme de chambre, vingt ans ; une institutrice, vingt-trois ans ; une jeune fille, de très-bonne famille, de seize ans. Les détails seraient oiseux. Il n'y avait pas de cause spéciale ni prédisposante, d'après les antécédents ou les conditions générales de santé. Toujours en ces cas, l'apparition de la menstruation était précédée de coliques, et jamais la pile ne restait plus de quarante-huit heures sur l'abdomen. Généralement j'ai prescrit deux tiers de vinaigre.

Je fus appelé, au moment de la composition de cette épreuve, près de la dame d'un confrère. Depuis deux mois, elle souffre d'accès violents de gastralgie, le soir après le repas, suivis de vomissements. Douleurs toute la nuit, avec complète insomnie. Ce n'est plus qu'un squelette. Deux couches, et en ce moment trois mois de grossesse. — Avertissant le confrère des inconvénients, je songeais à remplir, avant tout, l'indication urgente réclamée par cette agitation fébrile et tous les autres accidents mentionnés. — Ce confrère n'avait rien obtenu avec une pile de trente éléments. Je posai vingt-quatre éléments avec moitié vinaigre sur le dos ; trente sur la poitrine ; vingt-quatre sur une cuisse, au moment de l'accès de gastralgie le plus violent. Il se calma *aussitôt;* puis survint un engourdissement général, et, un quart d'heure après, des coliques utérines, persistant toute la nuit, malgré la suppression des appareils ; puis tout rentra dans l'ordre, mais je dus discontinuer le traitement.

ULCÈRE EXSANGUE ATONIQUE.

B., charpentier, âgé de soixante-cinq ans, reçut, il y a sept ans, un coup de cognée à la jambe gauche. La plaie se transforma en ulcère, embrassant la moitié inférieure de la jambe. Le 29 novembre 1856, il entra salle Saint-Jean, n° 19 (service de M. Manec). Par des soins habiles et assidus, on obtint la réparation de la perte de substance au point de la réduire à deux centimètres carrés. Depuis six semaines, le travail réparateur demeure stationnaire. L'ulcère repose sur un tissu cicatriciel sec, à la face interne de la jambe, à deux pouces au-dessus de la malléole. Il est pâle, exsangue, inerte, sans signe aucun de vitalité. J'applique, le 25 juillet 1857, le courant continu de la manière suivante : le malade étant couché, je dispose, en sens inverse, une batterie de soixante éléments sur chaque membre inférieur. Le courant fut concentré tout entier aux pôles inférieurs, par l'interposition d'un mauvais conducteur sur la peau, dans toute l'étendue des piles. Sous ces deux pôles, je plaçai une toile de tissu métallique de deux pouces carrés, afin que le courant pénétrât par une étendue déterminée; le pôle cuivre au niveau de l'ulcère de la jambe gauche, mais non dessus. Une légère bande de toile métallique établissait la communication directe entre les deux pôles supérieurs. Le pôle inférieur cuivre était séparé de la bande métallique par l'espace qu'occupait l'ulcère, qui devenait ainsi le pont obligé de communication du courant allant du cuivre au zinc, du côté opposé, sain. J'évitais aussi, par cette disposition des pôles, l'action directe si énergiquement cautérisante du pôle négatif.

De la sorte, l'ulcère était traversé par un courant égal à celui qu'engendraient les deux piles disposées voltaïquement, c'est-à-dire en tension. En supposant que la résistance de l'ulcère fût nulle par rapport à la tension développée à l'aide des cent vingt éléments, le courant était très-notable. La plaie, après deux heures et demie, était *saignante*. Je continuai trois jours encore; elle fut très-vivante à dater de ce moment. J'abandonnais le traitement; la plaie étant toujours recouverte de gouttelettes de sang. Enfin, il s'y forma une espèce de fausse membrane et, le 20 août, nous engageâmes le vieillard à sortir avec cette guérison par à peu près.

Encouragé par le résultat physiologique manifeste que nous avions obtenu, nous essayâmes les piles à demeure permanente sur divers autres sujets, portant des abcès subaigus rattachés à des diathèses variées. Sur l'un de ces sujets, très-débilité, je pense, d'après les effets observés, que l'on activait le travail de manière à précipiter l'évolution des phénomènes morbides aigus; d'une part, les symptômes disparaissaient vite; d'autre part, ils éclataient avec un grand cortége fébrile. Dans le rhumatisme articulaire aigu, je n'ai vu ni accélération ni ralentissement dans l'évolution des diverses périodes et leurs symptômes caractéristiques.

. Dans un cas de vaste tumeur blanche de l'articulation tibio-tarsienne, la surface ulcérée étant très-exsangue, nous vîmes, à l'aide de quarante éléments sur la jambe, la surface devenue vivace, saignante, dès le lendemain de l'application.

. Je n'ai pas obtenu de guérison ; je suppose qu'il faut autant stimuler le système nerveux central que la vie locale et par conséquent guérir d'abord la diathèse.

CONGÉLATION. — EFFETS CONSÉCUTIFS.

Le 5 décembre 1856, je vis un seigneur polonais, venu à Paris pour sa santé, au retour des bains d'Ostende, après avoir fait depuis dix ans le tour des principaux bains d'Europe. A l'âge de six ans, il eut les pieds gelés. Depuis cette époque, il a constamment eu des sensations gênantes, pénibles dans les pieds, surtout à la plante. Lorsque l'air devient humide, ces sensations deviennent plus intenses, et le chatouillement continuel, le fourmillement, sont remplacés par une chaleur âcre et pénible, tout intérieure, qui pousse le malade à s'arracher la peau. Lors des temps pluvieux, le malade est dans une insomnie continuelle, causée par la souffrance. A son dire, il préférerait toute espèce de maladie à celle-ci, si elle lui laissait seulement quelques semaines de répit complet. La peau est terreuse sur les jambes et le dos du pied ; quoique le malade soit assez maigre, on n'y voit presque pas de vaisseaux. La sensation géné-

rale qui accompagne cet état des membres est un engourdissement mêlé de froid dans les bons moments.

J'appliquai une pile de trente éléments longs sur chaque
jambe, en prescrivant de les charger matin et soir. — Dès le
lendemain, le malade éprouva un mieux très-sensible, et, le quatrième jour, il m'attendit avec impatience pour m'annoncer la
disparition de toute espèce de douleur. — Une pluie de huit
jours, qui d'habitude le jetait dans les plus vives souffrances,
ne réveilla aucune sensation pénible. Les membres, qui lui semblaient froids, lui parurent chauds, et le dixième jour je vis une
grande modification dans la coloration de la peau, qui fut à
peu près normale. Le 18 décembre, le malade partit, se sentant
guéri de ses souffrances, et regrettant de ne pouvoir reprendre
complétement ses forces épuisées par une infirmité de trente-
quatre ans de date.

INSOMNIE (IDIOPATHIQUE).

Mme C., trente-huit ans, bien constituée, femme courageuse,
lymphatique, instruite, fait le récit suivant de ses antécédents;
je conserve ses expressions :

Quand elle s'est présentée chez moi le 10 décembre 1856, il
y avait treize ans qu'elle avait reçu un coup au sein gauche.
Préoccupée des suites de ces contusions qui, au dire du public,
amènent assez souvent un cancer, elle fut prise d'insomnie
qui durait huit à dix jours par mois; pendant ce temps, elle
ne dormait pas un instant. Elle n'en éprouva pas le besoin.
Toutefois, des pronostics plus ou moins fâcheux de personnes
qui s'intéressaient à elle la décidèrent à recourir aux opiacés.
La méthode Raspail, les tentatives de *passes magnétiques*, et
autre chose encore furent inutiles; elle ne s'endormit pas. L'o-
pium à haute dose, et successivement, amena un mouvement
fébrile et une céphalalgie de trois mois. Bien plus, elle ne dormait même plus dans les huit bons jours. Depuis dix-huit mois,

elle n'a pas dormi plus d'une heure tous les quinze jours, deux heures dans un mois. Je ne pouvais y croire, en la regardant. Mais la haute moralité, la simplicité de son allure me firent écarter toute idée de supercherie, sans but d'ailleurs. Or, que faisait-elle toutes ces longues nuits ? Le jour, elle travaillait en couture; la nuit, elle lisait, et mieux que des romans. Si bien qu'au bout de treize ans, cette femme a une tête mieux meublée et une conversation plus nourrie que la plupart des dames du meilleur monde, quoique partie à vingt ans de l'ignorance profonde des femmes du peuple de Paris. Si elle me lit, et elle me lira, dans la retraite qu'elle a choisie, elle ne sera pas plus longtemps à se reconnaître qu'à excuser ma discrète narration.

« Vous m'avez conseillé de m'appliquer une pile de vingt-quatre éléments longs sur le dos; graduer le vinaigre depuis un à deux tiers. Porter en permanence. » Découragée comme elle l'était, elle ajoute : « Je l'ai mise quoique n'y ayant pas une grande confiance. Les deux premières nuits, elle ne m'a rien fait; la troisième et les suivantes, j'ai dormi quelques heures, mais avec des cauchemars affreux, un entre autres, qui m'avait fait tant souffrir, que j'étais résolue à ne plus mettre l'appareil. J'avais rêvé que je me noyais dans une mare de sang; je me suis éveillée tout en sueur; j'avais la bouche pleine de sang, et j'en ai vomi presque sans effort au moins un grand verre. Effrayée de ce qui m'arrivait, je n'ai plus mis l'appareil. J'allais vous le reporter (je le lui avais prêté, celui-ci étant malheureusement d'un prix assez élevé) le 2 janvier 1857, en vous disant ce qu'elle m'avait produit. Je croyais alors que c'était un grand mal; mais vous, loin d'en être étonné, vous en avez paru satisfait et m'avez donné un second appareil, vingt-quatre éléments larges sur la poitrine, en continuant celui du dos. J'avoue que je l'ai mis à regret, et que je n'en attendais pas de succès. Cependant, la nuit même, j'ai dormi quelques heures d'un sommeil très-calme, et depuis ce temps je dors parfaitement et toute la nuit. J'ai essayé plusieurs fois de m'en passer ; les premières fois, je dormais moins bien ; maintenant, que je les mette ou non, je dors quand même. »

Cet état, constaté à la fin de mars, est encore le même. Le médecin n'a rien à ajouter aux simples détails de la malade.

CONGESTION CÉRÉBRALE.

1.

M. R., 37 ans, américain, nervoso-sanguin, hydropisie du cerveau à 2 ans (?), fut atteint, en 1848, près de Mexico, de la fièvre jaune. Pénible convalescence d'un an. Persistance d'une extrême irritabilité de l'estomac. Vie active du cerveau jusqu'en 1853, où un épanchement de sang au cerveau (qui m'apparaît comme une simple congestion, malgré l'intelligence distinguée du malade) le mit au lit. Il eut des vertiges, engourdissement de la langue, perte de connaissance, etc.; mais une saignée le remit, sauf l'estomac, qui resta des plus irritables, et les intestins des plus inertes. Il eut trois à quatre accès de ce genre pendant un an, avec violente oppression du poumon et du cœur.

Il vint en France en 1854. — Il se déclara bientôt une sensation brûlante dans une région limitée au sommet des pariétaux. La chaleur était pénible, intense, s'accompagna de nombreuses pellicules; quelques rares fois la douleur est descendue un peu et s'est déplacée sur le côté gauche. Il semblait au malade que ses paupières claquaient et résonnaient comme une décharge d'une bouteille de Leyde, claquements, dit-il, qu'il ressentait tels quels, dans la tête.

Ce phénomène se dissipa. Le sommeil avait disparu. Les apparences extérieures de santé étaient cependant revenues. Mais, à la moindre fatigue de tête ou autre, il est pris de vertiges, d'engourdissements qui lui coupent les jambes, le forcent à s'appuyer. A ce moment, la chaleur de la tête et la sensation de brûlure sont très-prononcées. Raideur fréqüente dans les pieds, les poignets ; rétraction subite et douloureuse, dans la nuit, des testicules. Anorexie et constipation opiniâtre. — Avec ces renseignements,envoyés de trois cents lieues, je commençai, en 1857, le traitement que je pus continuer et achever *de visu*. Diète lactée ; eau tonique de quinquina ; un quart lavement froid. Pile de quarante éléments larges, de la nuque au front. Un quart vinaigre, trois quarts eau. Tremper matin et soir, augmenter graduellement le vinaigre. Au bout de quatre jours, pile de vingt-quatre éléments le long du dos. Les pôles postérieur de l'une et supérieure de l'autre pile de même nom, à cause de leur proximité et pour maintenir les deux courants séparés. Deux tiers d'eau, un tiers vinaigre. Au bout de huit jours : plus de douleur de tête, sommeil meilleur, il commence à digérer. Le malade se décida à venir à Paris, où je vis encore ses pupilles très-petites. Je lui prescrivis une série de précautions, pour éviter toute excitation. Je le dirigeai petit à petit dans la voie d'une alimentation substantielle. Au bout de six semaines, il quitta Paris, buvant, mangeant, dormant comme tout le monde, la tête libre. Je l'ai revu en octobre 1859, aussi bien portant, dit-il, que dans ses plus beaux jours. Il a quitté les piles au bout de cinq mois. Je ne pense pas, je l'avoue, que jamais malade se prêtât avec plus de zèle et d'intelligence aux prescriptions médicales. La plupart des praticiens habiles du midi de la France lui avaient vainement fait des prescriptions de toute nature. Il m'écrit de temps en temps pour m'informer avec une vive satisfaction du maintien de sa guérison (1).

2.

En juin 1856, se présenta à ma consultation M. T., ancien haut fonctionnaire, âgé de 52 ans. Il m'apprend qu'il a dû

____

(1) Je serais enchanté, si je pouvais prendre ces congestions plus ou moins permanentes pour de l'épilepsie, puisque je les ai guéries depuis quatre ans.

prendre une demi-retraite prématurée à cause d'une série de congestions cérébrales qui, depuis 1848, se sont répétées huit fois. Il perdait connaissance quelques minutes durant; il se réveille ébahi, sans traces ni souvenir. Sa vue s'est altérée gravement, dit-il, et c'est pour cette raison surtout qu'il se retira.

Au simple aspect, cet homme me fait l'impression de quelqu'un qui va *tomber sur moi*, faute d'équilibre. Il porte des pantoufles à semelles très-légères, afin de mieux sentir le sol, dit-il. Il ne souffre nulle part; la sensibilité est émoussée aux deux jambes; la myotilité est intacte à l'exploration électrique; les autres fonctions sont régulières. Le sommeil est incomplet : il se réveille à trois heures du matin (mais il est à remarquer qu'il est préoccupé de son grand changement de position). Ses pupilles sont extraordinairement resserrées, et, à son dire, cet état remonte à ses congestions. Le jugement n'est pas altéré : sa conversation est celle d'un homme du monde, et telle qu'elle a dû être en tout temps.

Je suppose un état congestionnel plus ou moins permanent, avec des accès de redoublement. Nulle douleur, nulle trace d'une désorganisation, ni même d'une hémorragie comme Pinel en avait éprouvé cinq ou six, et qui produisaient un engourdissement seulement passager d'un organe (deux ou trois minutes). D'autre part, je signalerai que ce manque d'équilibre pendant la station verticale s'est constamment montré différent dans les affections spinales; il y a dans ces derniers cas une titubation qui me fait craindre pour eux des chutes dans tous les sens, et puis les genoux font davantage défaut. Dans les affections cérébrales, ils sont davantage enclins à tomber en avant. Pour certaines localisations cela pourrait s'expliquer jusqu'à un certain point.

Ce fait me paraît assez général; mais j'avoue avoir vu des exceptions et me contente de mentionner une impression.

On avait employé vainement saignées et révulsifs pour changer cet état.

Le jour même, je lui appliquai une pile portative large n° 1 (trente éléments), trempée dans un tiers vinaigre, deux tiers eau. Le pôle zinc sur le front, le pôle cuivre dans la nuque, en changeant toutes les douze heures la situation respective des pôles, après avoir trempé la pile dans le mélange.

Je voulais modifier la circulation cérébrale. Pendant huit jours, il ne remarqua pas grand changement. Je le décidai alors à se soumettre à une séance journalière de courant continu plus énergique.

A cet effet, il s'asseyait sur une chaise; je lui appliquais une plaque d'un pouce carré en cuivre sur la nuque; une monture de lunettes en laiton sur les yeux, et je faisais communiquer les deux surfaces conductrices avec les deux pôles d'une batterie de soixante, puis de cent vingt éléments. Toutefois, il continuait à porter la pile en permanence en dehors des séances.

Au bout de quinze jours, le sommeil fut prolongé de deux heures; il marchait avec plus d'assurance. Au bout de trois semaines, les pupilles doublèrent de volume. Au bout de six semaines, il reprit la grosse chaussure. Se sentant infiniment mieux, il me quitta pour un voyage. Depuis, je l'ai rencontré bien souvent, et personne ne se douterait qu'il fut jamais malade.

MIGRAINE.

M. V., voyageur, trente-six ans, vint me consulter le 15 juillet 1856. Depuis l'âge de sept ans, il a eu du mal de tête, souvent des névralgies; tous les mois, ou six semaines au plus, il a un accès de migraine. Il a des bâillements, des nausées, puis surviennent des pesanteurs sur le sommet de la tête, qui durent quelques heures. Le malade, en proie à une extrême agitation, se met au lit, et, au bout de vingt-quatre heures, l'accès commence à disparaître. Constipé à un haut degré, ce malade ne m'a point paru atteint de quelque autre affection. Le 16 juillet,

le malade applique en ceinture la pile de trente éléments, forme
large, sur le front, à la veille d'un accès. Il y échappe, et 15 jours
après, m'annonce n'avoir rien éprouvé encore ; la tête, qui est
généralement un peu lourde durant toute l'année, est libre depuis cette application. Mais le malade éprouve quelques étouffements au bout de trois mois, pour lesquels je lui fais appliquer
la pile sur la région précordiale. Plus tard, je retrouve le malade souffrant encore quelquefois, dit-il, d'oppressions passagères. Après quatre ans, l'accès n'a point reparu. C'est une
exception dans le genre, car les migraines sont bien plus rebelles d'ordinaire. Et malgré le vague des caractères de l'espèce *migraine*, j'hésite à maintenir la qualification.

RHUMATISME. — LUMBAGO.

P., mécanicien, sujet fort et courageux, entra le 12 août
1857, n° 27, salle Saint-Michel, Charité.

Sans antécédents, il souffre des reins depuis un mois ; il
ignore si c'est à l'atelier ou ailleurs qu'il a contracté ces douleurs.

La pression n'exerce pas grande influence, mais la respiration est devenue douloureuse, et bien plus encore, les mouvements volontaires. Il ne peut se baisser. Il semble qu'on lui
donne des coups d'épingle dans toutes les côtes, tant cette
région est douloureuse dans les mouvements d'inspiration et
d'expiration. Dans cet état, il s'est péniblement traîné jusqu'à
l'hôpital. Il devient évident, par une exploration attentive, qu'il
a également de la pleurodynie ; pas de fièvre, bon appétit.

Le 13 août, à 10 heures du matin, j'applique une pile de trente
éléments larges, trois quarts vinaigre, sur la région lombaire ;
immédiatement il se sent soulagé. « Les parties se dégagent, »
dit-il. Le 14, au soir, deuxième pile semblable, à quatre pouces
au-dessus de la précédente. Le 16, l'amélioration est telle qu'il
peut se baisser. Il lui reste quelques points. Le 17, il sort parfaitement guéri.

Si quelques personnes, étrangères au service, avaient réussi à persuader à ce malade, soulagé de suite et qui m'en a fait l'aveu, que le traitement nouveau n'était qu'un essai, avec des résultats douteux, il n'aurait pas quitté l'hôpital sans avoir sollicité et obtenu quelques vésicatoires.

Cette réflexion, qui est générale, s'applique également à plusieurs rhumatismes chroniques des articulations, que je n'ai soulagés qu'en partie.

La libérale, bienveillante et sympathique ardeur pour les progrès de la science du chef de service, n'a malheureusement pu contrecarrer de mesquines influences, qu'il dédaigne et méprise du haut de sa position. Ce qui lui est demeuré acquis, e pense, c'est l'impression si favorable que produisirent une série de succès impossibles à prévoir, et dépassant de beaucoup ce que j'osais promettre. Cette impression est traduite *mot pour mot* dans le résumé si réservé du mémoire que j'ai lu devant ses collègues de l'Académie des sciences.

Dans les rhumatismes articulaires aigus, je suis disposé à admettre une contre-indication formelle à tout emploi de ces courants, eu égard aux quelques cas que j'ai eus sous les yeux. Je ne puis affirmer qu'il y ait eu aggravation, mais au moins je n'ai vu aucun soulagement, et la maladie suivait son cours ordinaire.

RHUMATISME DES MÉNINGES RACHIDIENNES.

P..., âgé de 24 ans, sujet assez vigoureux, sans antécédents, entra le 6 novembre 1857 à la Charité, salle St-Michel, 33.

En octobre dernier, il s'était placé dans un courant d'air, qui lui occasionna un torticolis. Il passa au bout de quelques jours. Depuis, il ressent de vagues douleurs dans tout le corps. Il éprouve une sensation de constriction dans le ventre, qui peu à peu s'accompagne de faiblesse générale. Enfin les jambes fléchissent et se refusent à tout service. On le porte alors à l'hôpital. Pas de modification dans la sensibilité, mais sa faiblesse générale est telle, qu'il ne peut se tenir debout qu'appuyé sur deux personnes. Dans ces circonstances, le chef de service porte le diagnostic de rhumatisme des méninges spinales. Cela pouvait être aussi une congestion des faisceaux antérieurs. Les muscles répondent à l'excitation électrique. J'applique le 7 à ce malade une pile de 40 éléments longs sur une jambe, 1[2 vinaigre. Aucune modification immédiate ne se fit remarquer en ce cas. A partir du 12 novembre, cet homme dort presque toute la journée. Le 15, je lui applique une seconde pile semblable sur l'autre jambe. A la dépression succède une certaine excitation ; le pouls est plus rapide et plus plein. Les forces lui reviennent très-promptement; les 16, 17, il marche avec une canne. Le 20, il fut si bien, qu'il demanda à sortir. Cet homme désirait retourner dans son pays. Nous le gardâmes encore six jours ; le 26 novembre, il sort de l'hôpital, quoiqu'il eût gagné peut-être à rester encore cinq ou six jours sous l'influeuce du traitement trop brusquement supprimé.

NÉVRALGIE RHUMATISMALE.

Le 12 juillet 1856, je vis M. Alb. de ***, habitant la province. Il a 32 ans. Depuis 8 ans, il est atteint de douleurs dans la tête et les membres, qui ont le double caractère rhumatismal et névralgique. Du côté de la tête, ces douleurs se sont fixées depuis plusieurs mois dans les orbites, au point qu'il lui semble parfois que les globes des deux yeux seraient projetés ; des douleurs dites exorbitantes. La vue, naturellement faible chez cet homme, a faibli davantage, et il craint d'avoir une amaurose. Son moral est fortement atteint de cette pensée, justifiée à quelques égards par le pronostic de plusieurs médecins.

Je prescris : pile forme large, 30 éléments sur la tête, et le 14 le malade m'écrit : « La pile voltaïque m'a fait le plus grand bien. Je ne souffre plus, sauf quelques douleurs dans

les bras, qui j'espère se passeront également. » Le 18 juillet
1857, je revis le malade qui vit *maintenant* délivré de toute
souffrance. Je n'ai pu savoir toujours combien de temps les
personnes continuaient le traitement.

NÉVRALGIE RHUMATISMALE LOMBAIRE.

Mme C., 56 ans, ménopause depuis 8 ans, bien constituée, a
contracté, à l'âge de 35 ans, une douleur dans la région lombaire. Elle habitait dans une maison humide, et surveillait
souvent les travaux du jardinage. Pas de dérangement de matrice. Jamais de flueurs blanches notables. Jamais, d'ailleurs, de
rhumatismes fixes ou errants. Dans les temps de brouillard, et
en général à partir d'octobre, elle souffre, à certains moments,
au point de ne pouvoir se baisser. Cela dure jusqu'en été, où le
mal devient sourd, quoique permanent. Elle vit paisiblement,
mais la marche la fatigue très-vite dans les reins, et, par moments, elle lui est insupportable. — Résignée à vivre avec son
ennemi, elle ne m'en parle qu'à titre de satisfaction de cons-
cience. Je n'espérais pas grand'chose. Je lui fis porter un de
mes appareils de 30 éléments larges, au-dessus des épines ilia-
ques postérieures; 1|4 de vinaigre, 3|4 eau. — Progressivement
jusqu'à 3|4 de vinaigre. — Le cinquième jour, elle vint me
voir. C'était le 25 décembre 1857 ; elle se déclare parfaitement
délivrée; l'exploration, qui aggravait le mal et lui était intolérable, aujourd'hui lui est indifférente. Les brouillards, les
pluies, ne lui réveillent pas le mal. Le mieux se maintient encore en janvier 1859. Elle n'a porté l'appareil qu'un mois entier et en permanence.

RHUMATISME DE L'ÉPAULE.

X..., homme vigoureux, 34 ans, eut, il y a 8 ans, une uré-
trite. Injection nitrate d'argent, — copahu. — Il y a quatre

ans, il s'est déclaré une douleur dans l'épaule droite, sans gonflement. On lui mit un emplâtre qui enleva en 48 heures la
douleur. Puis, survint une ophthalmie; traitée comme conjonctivite membraneuse par M. Sichel, puis par M. Desmarres. Un an
après, il fut atteint d'un accès de congestion cérébrale, dont les
effets furent dissipés au bout de 15 jours. Enfin, en février
1857, l'épaule gauche est prise de gonflement, — rougeur, —
fièvre. On y mit des sangsues. La douleur passa ; il resta un
embarras. En avril, le bras droit fut repris de douleur sourde,
Celle-ci résista à tous les traitements locaux et généraux. D'avril
au 21 juillet, la gêne est devenue successivement douloureuse ,
malgré sangsues, vésicatoires, morphine, thérébenthine, etc.
L'épaule est un peu empâtée, mais les mouvements sont impossibles, et depuis ces quatre mois, il porte le bras droit en
écharpe.

Sans me préoccuper de la corrélation possible entre toutes ces
affections, car les arthrites blennorhagiques de l'épaule ne sont
pas rares, et d'ailleurs fort tenaces; ne pouvant d'ailleurs élucider plusieurs points importants, je ne m'adressai qu'à l'apparent élément rhumatismal. Pile de 30 éléments longs, de l'extrémité externe de la clavicule, en spirale autour du moignon,
jusqu'à la dépression du deltoïde, — vinaigre 2|3, — eau 1|3.
Dans 24 heures la maladie changea du tout au tout, quoique
mal appliquée. Il négligea la disposition de l'appareil, et traîna
huit jours. Il revint à ce moment. Je lui montrai bien ce qu'il
fallait faire, et le quatrième jour tout disparut. Cet homme
n'avait pas gagné sa vie depuis quatre mois. Il reprit son
ouvrage.

PARAPLÉGIE SATURNINE DES EXTRÉMITÉS SUPÉRIEURES.
COURANT CONTINU ET INTERROMPU.

D...., 36 ans, potier d'étain depuis 18 ans. Il y a 14 ans, il
eut des coliques, — il y a six ans, second accès, — en juin

1857, troisième accès, — il souffre dans les genoux en même temps. — Dans les premiers jours d'août, il eut une faiblesse du poignet droit, il travaille cependant, mais bientôt la faiblesse gagne les doigts, la main gauche se prend sans qu'on s'en aperçoive. — Le 12 octobre, il entre à la Charité, (salle Saint-Michel, 2). En *ouvrant* la main, il ne peut relever la main droite ; *fermée*, il le peut : «le poignet lui fait défaut, dit-il. » L'auriculaire est le plus malade, puis l'index et le médius. — La main gauche montre le poignet plus fort que le droit, mais la main ouverte, il ne la relève que partiellement. — L'index est le plus malade, puis le pouce, et enfin le médius. Le reste des deux mains est sain. — Les inter-osseux ont maigri un peu.—Le malade serre faiblement, quoiqu'il soit fort.— Il peut à peine se servir à boire, les poignets retombant aussi-tôt. On appliqua le 13, *courant continu* (40 éléments longs en spirale) à gauche, et le courant *interrompu* à droite. — Je fis usage de 120 éléments de mes batteries. Le 1er novembre, il joue aisément des poignets qu'il relève, quoique les mains ouvertes. — La force est revenue à droite très-notablement. — Durant quatre mois, il fut soumis à ce mode de traitement. Toutefois, je dus recourir souvent au courant interrompu, pour la main gauche, qui accélérait de beaucoup les progrès. En février, le malade avait recouvré le plein exercice de ses doigts. — L'influence du courant continu est incontestable, mais en général, le courant interrompu lui est préférable dans cette sorte de cas et au bout d'un certain temps.

PARAPLÉGIE SATURNINE. — COURANT CONTINU SUR UN BRAS, COURANT INTERROMPU SUR L'AUTRE BRAS.

G.., 43 ans, peintre pendant 5 ans, n'a ressenti aucun accident. Dans les quatre années suivantes, il y a eu coliques, et ensuite paralysie des bras et des jambes ; il marchait à grand' peine. Il est soumis au traitement sulfureux, et guérit en six semaines. Il y a un an, il a eu paralysie des bras et des mains. Il guérit par le même traitement en six semaines. Continuant toujours son état, il est de nouveau paralysé en avril 1857. Il prend 22 bains sulfureux qui l'améliorent, 8 douches froides. Cautérisation au fer rouge. Il a une rechute. Le 9 juin, il entra N° 11, salle Saint-Michel, Charité.

Les bras sont paralysés, non amaigris. La sensibilité est intacte aux bras, mais altérée aux mains.

Les extenseurs paraissent affaiblis, et surtout ceux des deux pouces qui sont placés en opposition avec les mains, et difficiles à redresser par la contracture des antagonistes. En outre, il a des crampes fréquentes aux membres inférieurs. Le poignet sans force, les mains retombent toujours sous un certain angle sur l'avant-bras.

Le 10 juin, j'applique pile de 30 éléments sur chaque avant-bras, vinaigre pur. Le 11, au matin, à la visite, toutes les personnes du service constatent avec moi, que le malade relève le poignet par la seule volonté et que les pouces ne sont plus en opposition.

Le 15 juin, 2 piles nouvelles sur les bras.

Le 18 au soir, commence une agitation fébrile avec des maux de tête, la langue blanche. Le 20, tous les muscles sont relâchés. Je supprime toutes les piles.

Le 4 juillet, je ne remets qu'une pile sur chaque avant-bras. A partir de ce moment, j'ai appliqué au malade le courant intermittent des batteries de 120 éléments sur l'un des bras. Les progrès n'ont guère différé, peut-être y avait-il un peu plus de rapidité dans l'amélioration de ce côté.

Le malade a quitté l'hôpital presque totalement guéri.

Je pense cependant que le courant continu produit bien plus vite la première amélioration, qu'il modifie bien plus vite l'état du système nerveux, mais en général aussi, je pense qu'il est utile, après un certain temps, de faire intervenir le courant interrompu.

J'ai appliqué à la même époque le courant continu à un autre malade du service, atteint de paralysie saturnine des bras. Je plaçai, dès le début, le courant continu sur un bras, et sur l'autre on appliquait le courant induit. Les progrès, au commencement, parurent équivalents, cependant, le bras traité par le courant induit progressa plus vite au bout du mois.

Ce qui me frappa beaucoup dans l'observation précédente, c'est le mouvement fébrile, incontestablement développé sous l'influence de courants trop intenses aux membres supérieurs. Cet état peut être produit sans grand effort.

Un malade, atteint d'hémorragie cérébrale, il y avait à peine un mois, et frappé d'hémiplégie, fut soumis au courant continu de 40 éléments longs sur le bras. Deux heures après, il fut sous l'imminence d'une congestion cérébrale. On défit l'appareil. Le lendemain, voulant s'assurer du fait, on recommença ; heureusement, l'interne de garde, averti, arriva à temps.

Souvent 40 éléments sur la tête et autant sur un membre supérieur, produisent immédiatement des phénomènes d'excitation fébrile. Je dis souvent, car chez certains individus épuisés et en grande agitation nerveuse, on doit arriver à de semblables doses pour établir le calme. D'autre part, une seule pile de 30 à 40 éléments, sur la tête, constitue un remède très-important pour y dissiper des phénomènes congestionnels.

**TREMBLEMENT MERCURIEL. — TENTATIVE
D'EXTRACTION DU MÉTAL.**

E..., entra le 23 juin 1857, Salle Saint-Michel, 39, Charité (service de M. Rayer); il a 36 ans, est miroitier, étame les glaces depuis 6 ans. Il est nerveux, quoique de corpulence robuste ; il y a 3 ans, il a commencé à trembler des mains. Il cessa de travailler pendant trois mois, pour cause d'incertitude dans les mouvements, ce qui n'est pas de mise dans des maga-

sins de glaces. On lui donna huit bains sulfureux ; le tremblement cessa. — Il reprit son état. Depuis ce moment, il s'est
progressivement affaibli. — En avril se déclara une salivation,
modérée d'abord, avec agacement et déchaussement des dents; les
gencives étaient très-fortement endommagées. Une série de gargarismes les remet en état. Depuis avril aussi, l'affaiblissement,
la sensation de faiblesse, a pris le caractère d'un tremblement
des bras. Il reste dans les ateliers. En mai, la sensation de faiblesse dans les jarrets est remplacée à son tour par un vacille-
ment. La nuit, il a des soubresauts dans les bras et les jambes.
— Au moment de son entrée à l'hôpital, il a pris 12 bains al-
calins et sulfureux, alternativement. A l'hôpital, il reprend, du
23 au 1er juillet, 4 nouveaux bains sulfureux. Tout cela ne
changea rien dans son état, et il tremble de manière à faire
craindre qu'il ne tombe. Il ne peut rien tenir en mains.

Je voulus à cette occasion tenter l'opération de M. Poey. On
sait que ce médecin étranger avait placé les malades dans une
baignoire isolée du sol, et dirigeait un courant de 30 éléments
de Bunsen sur le corps et la baignoire. Mais, comme le malade
était brûlé par l'intensité du courant, on opposa un obstacle
modérateur à celui-ci, obstacle qui était un linge mouillé en-
veloppant le conducteur. On trouva, au dire de M. Poey, du
mercure au fond de la baignoire !

M. le professeur Despretz et d'autres physiciens sont d'avis,
avec moi, que cette expérience ne prouve et n'apprend pas
suffisamment ce qui est en question.

Aucune rigueur n'est apportée dans la constatation du mercure. Si mercure il y a, d'où venait-il ? S'il venait du corps,
est-ce de l'extérieur ou de la profondeur des tissus? Ceci est capital. Dans la plupart des cas d'intoxication bien évidents, il
y a certes du mercure sur la peau, comme cela est arrivé dans
le cas de M. Poey, souvent ce sont des sujets longtemps en-
duits de pommade mercurielle. — Enfin un transport de matière de l'intérieur à l'extérieur par un courant est-il possible ?

— D'autre part, quel courant employait-on ? 30 éléments avec un obstacle. Que restait-il pour surmonter cet obstacle ? Combien de travail s'effectuait-il dans la pile avec une attraction aussi contrariée?

J'ai voulu, sous le rapport de l'instrument, agir avec plus de certitude. Au lieu du bain, j'ai couvert le sujet d'or battu, après avoir passé une éponge sur sa peau. L'argent est meilleur conducteur, mais l'amalgame avec l'or, si du mercure se retrouvait, devait faire des taches blanches sur un fond jaune.

A neuf heures du matin, on disposa deux batteries larges de 60 éléments chacune; au pied du lit, un voltamètre dans le circuit indiquait la régularité du courant, à l'intention duquel un infirmier faisait couler du vinaigre toutes les demi-heures sur les batteries. Un pôle fut fixé sur la cuisse droite, l'autre sur la jambe. J'ai eu le soir, à 4 heures et demie, un instant de doute sur deux ou trois taches, à des endroits où le sujet était un peu cautérisé.

Mais voici le résultat certain. Le lendemain matin, le malade se sentit beaucoup de force dans les jambes. Il fallait qu'il en fût ainsi, pour qu'il se condamnât à rester, jusqu'au 4, immobile sur son lit, recevant les courants au travers de chiffons de toile mouillée : un jour sur le membre droit, l'autre sur le membre gauche. Il avait singulièrement gagné en ces huit jours, et tout le corps s'en était ressenti. Cependant, je dus lui appliquer 30 éléments sur chaque bras en spirale, le 12 juillet; il tremblait à peine. On lui donna, les 16, 17, deux bains sulfureux. Il sort le 18. Le 3 août, j'ai revu le malade qui prenait encore des bons de bains à l'hôpital.

Cela serait devenu parfaitement superflu, s'il avait continué quelques jours de traitement régulier. Le chef du service avait pour principe, quand il s'agit d'essais, de ne pas contrarier les malades, afin d'ôter leur raison d'être aux nombreuses influences de toute espèce ; cette libéralité n'est pas toujours exempte d'inconvénients pour l'expérimentateur.

HÉMIPLÉGIE FACIALE. — COURANT CONTINU ET INTERROMPU.

M. M., âgé de 36 ans, me fut adressé le 22 juin 1857, par mon savant confrère, le docteur Caudmont. Le malade est atteint d'hémiplégie faciale gauche, que mon confrère traite pour une paralysie syphilitique. Toutefois, la lenteur avec laquelle l'amélioration se caractérise, décide M. Caudmont à une consultation où nous opinâmes tous deux pour l'emploi de ma méthode.

L'œil est et demeure ouvert nuit et jour ; les efforts du malade pour le fermer sans le secours de la main sont infructueux. La paupière supérieure est légèrement abaissée ; elle est suspendue comme un voile lisse, flasque, sans vie, sans résistance comme sans mouvement. Léger épiphora, un peu d'ophthalmie, la face déviée à droite, la joue à peine sensible. Le malade fume la pipe, en respirant, en parlant ; il parle d'ailleurs un peu de travers, en aplatissant les mots.

La luette n'est pas déviée, ce qui montre que la maladie est localisée au-dessous du temporal.

La maladie s'étend de là dans toute la sphère d'action du facial ; l'état lisse et uni de la moitié gauche de la tête en donne la démonstration anatomique.

Courant continu d'une pile de 24 petits éléments, depuis l'angle de la mâchoire inférieure au conduit nasal, maintenu en ce point avec du diachylon gommé, inférieurement avec une circulaire. Tous les jours, courant interrompu voltaïque pendant cinq minutes. Le malade, avec quelques intervalles de répit, fut soumis à environ soixante séances et guérit.

Le courant continu à demeure n'était appliqué que la nuit ; on conçoit que son effet a dû être limité en raison de cette circonstance.

Les muscles n'ont cédé qu'un à un et après une véritable

localisation, avec mon conducteur fin garni d'une éponge conique.

ÉPILEPSIE.

1.

M... a 28 ans, constitution moyenne. Les parents et collatéraux sont dits sains. Depuis l'enfance il est sujet à des épistaxis; très-impressionnable d'ailleurs. En 1849 on remarqua que ce jeune homme se mordait la langue. De plus il accuse des maux de tête nocturnes subits, une ou deux fois par semaine. Le linge est par-ci par-là taché de sang. A dater de cette remarque on constate des accès épileptiformes dans les conditions suivantes : Une ou deux fois par semaine, durant la nuit, il est pris de quelques crampes, spasmes, d'une forte oppression, puis il pousse un petit cri, s'agite dans une convulsion, sa bouche se couvre d'une écume sanguinolente. Au bout de 5 à 6 minutes il s'endort, se réveille après quelques instants sans avoir aucun souvenir de ce qui vient de se passer.

Depuis le mois d'avril de cette année, les accès sont également diurnes. La mémoire disparaît. Il a un regard hébété, léger strabisme interne. L'expression, le facies profondément malade. — Cependant il ne l'est pas, hors des accès. On me dit avoir tout essayé. Le 26 décembre 1857 je prescris : application permanente d'une pile de 30 éléments, 1{3 vinaigre, 2{3 d'eau; à augmenter rapidement la proportion de l'excitateur, si aucune circonstance ne contre-indique. On m'informe que les accès se sont distancés de huit jours, puis quinze jours. Il était arrivé à trois semaines, quand le malade crut devoir se passer de mes avis, et j'ignore ce qu'il y avait de passager ou de permanent dans ce changement. — Le malade habite la province.

ACCÈS INTERMÉDIAIRES. — ABSENCES.

2.

Je fus appelé subitement, le 10 novembre 1856, près d'une

dame qui se roulait par terre dans de violentes convulsions, écumante, repliée sur elle même, et déployant une puissance musculaire si grande que nous eûmes grand'peine, trois dames et moi, à la porter sur un lit. Il y avait perte absolue de connaissance, l'écume rougit et le sujet s'affaissa.

Cette dame, âgée de 49 ans, dans sa ménopause, est sujette depuis plus de 10 ans à des accès très-rares de cette nature, dont les personnes de sa famille connaissent la portée et la signification.

On ne fait rien à cause de cette rareté même, et des confrères l'ayant d'ailleurs déclarée incurable.

Tous les jours, entre 2 et 5 heures, la malade pousse un cri, qui est attendu quand il ne vient pas, tant il est régulier au dire des personnes de la société de cette dame. Ce cri est suivi d'une perte de connaissance d'une à deux minutes, qui frappe comme la foudre, et ressemble à un sommeil instantané ; l'objet qu'elle tient en mains, quand c'est une aiguille, tombe; la malade ne tombe pas de sa chaise ; elle s'affaisse en avant, puis reprend connaissance ; mieux, elle semble se réveiller avec l'ignorance ou l'oubli complet de ce qui s'est passé, saisit son aiguille et continue. — Pas de maux de tête, mais il y a manifestement du dépérissement. — J'ai vu une fois ce phénomène singulier ; les traits s'altèrent, elle semble recevoir une commotion électrique, le pouls est ralenti, mais plein. On ne peut détourner cet orage perpétuellement menaçant par des distractions, la conversation, car souvent le cri lui coupe un mot en deux. Si par hasard elle marche, ce qu'elle évite, elle s'affaisse. Elle grince des dents, mais ne se mord pas la langue, comme dans ses grands accès. La mémoire est bien affaiblie. Du reste, cette affection a été parfaitement décrite par les auteurs, telle qu'elle s'est présentée chez ma malade.

Je n'ai pas pu l'observer souvent, mais j'ai esquissé la physionomie de l'ensemble. J'appliquais à cette malade pile de 24 éléments longs sur le dos, 24 éléments larges sur la poitrine,

et 30 éléments larges, tour à tour aux deux tempes, et du front
à la nuque, 1|3 vinaigre. Les deux premières permanentes, la
troisième la nuit. Le premier jour d'application fut suivi d'un
intervalle de deux jours jusqu'à l'accès suivant. Après le
deuxième accès il s'écoula cinq jours. Après le troisième accès,
trois semaines. Cette dame quitta Paris à ce moment, et je
n'en ai pas entendu reparler ; elle m'avait rendu mes appareils,
se considérant comme à l'abri désormais de son infirmité. Je
n'étais pas de son avis, mais elle devait m'écrire en cas de rechute. — J'ai communiqué ce fait également, parce que je vois
dans le résultat quelques données remarquables.

J'ai observé plusieurs malades sujets à des phénomènes épi-
leptiques partiels. Ils ne seront pas détaillés plus que ne l'exige
l'intelligence des faits. Leur physionomie tout étrange me les
a seule fait consigner ici.

TREMBLEMENT ÉPILEPTIQUE.

3.

Le 20 mars 1857, un homme fort, vigoureux, m'est
amené dans mon cabinet dans le singulier état que voici : Sa
tête, très-droite, est agitée d'un tremblement qui la fait aller de
droite à gauche et *vice versa*, sans trêve ni merci. Il me parle
parfaitement et me déclare qu'il a eu longtemps des accès d'épilepsie qui ont cessé et dégénéré de la sorte. Tout le reste de son
corps est parfaitement calme. Il ne souffre nulle part. Les émo-
tions, les accidents rendent ce symptôme plus prononcé. Je touche les muscles, et il en ressort qu'il sont à l'état de convulsion
intermittente continuelle. Cet homme est au désespoir, et
m'ajoute gravement que s'il ne s'agissait pas d'une partie aussi
indispensable, il la ferait couper. La nuit, à ce que m'affirment
lui et sa femme, le phénomène est bien moindre. Ce serait un
peu choréique. C'est tout ce qui m'a frappé. Pile de 40 éléments
larges, d'une tempe au milieu du sterno-mastoidien opposé. Pile

de 23 éléments longs sur le dos, 1|2 vinaigre. Le tremblement diminue de 2|3 en huit jours. Le huitième jour je l'engageai a placer autrement sa pile, et grand fut mon étonnement de voir cet homme, au bout de la quinzaine, la tête en repos. — Sa tête, de plus, lui a semblé bien plus nette qu'auparavant.

ACCÈS ÉPILEPTIFORMES PARTIELS.

4

M..., 45 ans, sanguin, bien constitué, toujours bien portant, se rendit pour des études dans un pays humide, marécageux. Il y séjourna près d'un an, au milieu de fatigues, de contrariétés, de difficultés, et de mauvaises ou d'incomplètes conditions d'existence.

Il y fut pris d'accès de fièvre intermittente très-violents, dont il n'importa rien de bien caractérisé en France.

Voici toutefois ce qu'il avait : Au moment d'une conversation à table, ou bien le soir dans son lit, c'est-à-dire dans les conditions les plus opposées, il est pris subitement d'un grincement de dents, d'une agitation convulsive de tous les muscles de la face, les globes roulent dans les orbites, l'intelligence s'éclipse, il tombe de sa chaise, la tête fortement congestionnée, rouge, vultueuse. Peu à peu il se remet, revient à lui, ne se souvient que partiellement de tous les phénomènes qui viennent de se passer, mais il est malade, souffrant, et, s'il est en ville, on le ramène en voiture dans son lit. — Ces accès sont devenus fréquents : trois à quatre par mois. Au mois de mars 1858, époque où le malade m'est présenté, il venait d'éprouver un semblable accès à un dîner où se trouvait entre autres un de nos littérateurs favoris, qui m'amena la personne.

Ce malade a tous les deux ou trois jours une période agitée : l'œil ardent et extraordinairement animé, avec des grincements de dents, des frissons ; à laquelle succède une seconde période d'abattement, un anéantissement très-grand. Le pouls ne change pas notablement. Quand il s'est écoulé deux ou trois jours sans que ses amis aient vu le malade, « ils voient quelquefois de tels bouleversements dans ses traits, qu'il semble qu'il y ait eu quelque grand orage dans l'intérieur de son corps. » Rarement le sujet passe une journée sans grincer violemment des dents.— Le sulfate de quinine, l'arsenic, ont complétement échoué. De même les antispasmodiques. — On a unanimement renoncé à tout traitement. — Pile de 30 éléments larges du front à la nuque et d'une tempe à l'autre, alternativement. Pile de 24 éléments sur le dos, 1[3 de vinaigre. Augmenter la dose. — Au bout d'un mois il ne s'était pas représenté d'accès. La tête devint libre, les grandes transformations du matin au soir disparurent. Au bout de trois mois, le malade fut changé du tout au tout.— Pile dorsale en permanence ; l'autre seulement la nuit, depuis trois mois. — Vivement préoccupé, agité par de grands intérêts, il a eu trois fois des troubles rappelant vaguement le passé, en deux ans. Je vois fréquemment le sujet, et depuis deux ans il se considère comme guéri (novembre 1860).

COLIQUE DE PLOMB.

1.

K..., entre le 13 juin, 35, salle Saint-Michel(Charité). Peintre depuis 12 ans. Dans ces dernier temps, il a travaillé cinq semaines sans interruption. Les coliques le prirent aussitôt et en augmentant. Il a gardé la chambre pendant six jours. Il y a pris des purgations, qu'il a vomies. Quand on l'apporte à l'hôpital, à 4 heures, je le vois à la visite que je faisais à mes malades, le soir, la plus instructive, puisqu'on observe et étudie le malade en dehors de toute impression. Il se tordait et se roulait dans son lit comme un forcené; il gémit, s'arrache les cheveux, se jette à moitié hors du lit. Il est jaune, l'urine bilieuse. J'applique pile de 30 éléments larges, 1[2 vinaigre sur l'abdomen, entre les deux épines iliaques. La pile n'était pas plus tôt posée qu'il s'écrie : « Je suis soulagé. » Il respire enfin librement ! on humecta la pile à chaque petite crise survenue dans la nuit, quoiqu'il ait dormi la plus grande partie, et le lendemain 14, à la visite, il se déclare bien soulagé ; la pression du ventre n'était plus douloureuse. Restait la constipation pour laquelle on lui donna une purgation simple. Il sortit le lendemain, guéri.

2.

V..., entre le 22 juin, salle St-Michel, 17 (Charité), 50 ans ; broie des couleurs depuis 15 ans ; il n'a rien remarqué jusque il y a un mois. Depuis ce moment il a des coliques continues ; de la lassitude dans les membres ; de la somnolence, de la lourdeur ; des éblouissements dans les yeux ; bourdonnement d'oreilles ; il continue le travail et les coliques augmentent. Toutes les purgations échouent. Il est apporté à l'hôpital, dans le même état que le précédent. Douleurs atroces ; il est ictérique. — Je ne fis rien le jour de son entrée. Le 23, j'applique pile de 24 éléments longs, vinaigre pur, en ceinture sur le ventre. Soulagement immédiat et complet. On humecte la pile toutes les heures. Cet homme guérit en 48 heures. On lui donna comme au précédent une purgation.

3.

Ch..., peintre, âgé de 28 ans, exerce depuis treize ans, avec une interruption de trois ans. Depuis un an il a toujours travaillé. Entre à l'hôpital, salle Saint-Michel, 30 (Charité), le 28 juin 1857. Il y a un mois, il eut des nausées, puis vint l'inappétence ; quinze jours après, vinrent les coliques. Il a éprouvé une sensation de barre au niveau de l'ombilic. Constipation opiniâtre. Le 25, les coliques devinrent violentes ; il n'a pas une minute de repos. Les urines sont rares, et ainsi que dans les autres cas, colorées par la bile. Pression du ventre impossible, il se roule dans son lit et a peur qu'on ne le touche. Je place sur son ventre pile de 23 éléments longs en ceinture, depuis le sacrum à l'ombilic, à 9 heures du matin, lors de la visite. Instantanément la majeure partie de la douleur est enlevée. Depuis ce moment, il entre dans un état de somnolence.

De temps en temps la douleur se réveille plus aiguë. Il met lui-même du vinaigre qui le calme. Le 29, je remplace cette pile par 30 éléments larges, avec vinaigre pur ; par suite d'un manque de précaution, il est extrêmement brûlé aux deux pôles, surtout au pôle zinc. Le 30, il accuse encore des douleurs ; du 29 au 30 on n'a guère pu exciter la pile. On le purge et lui donne 5 centigrammes d'extrait d'opium. La ténacité fut si grande, qu'il a fallu lui faire subir cinq jours de suite le traitement de la Charité, pour le débarrasser complétement. C'était évidemment un cas rebelle, comme il s'en trouve dans toutes les séries d'observations.

4.

C..., 32 ans, entre le 16 octobre 1857 salle Saint-Louis, 4, Charité (service de M. Briquet). Peintre depuis l'enfance, il a quelque temps abandonné son état. Quinze jours avant de tomber malade, il a souffert des douleurs vagues dans les membres. Le 14 octobre, il est pris de coliques qui ne font qu'augmenter depuis ce moment. Le 17 au matin, il annonça à M. Briquet, qui voulut bien m'inviter à lui produire un exemple des succès que nous avions obtenus à la salle Saint-Michel, il annonça n'avoir pas dormi toute la nuit et avoir beaucoup souffert. Il a le teint subictérique, il est constipé ; la pression abdominale soulage et augmente tour à tour la douleur. Je place alors sur son ventre une pile malheureusement en mauvais état, 30 éléments larges. Instantanément le malade éprouve un soulagement. L'infirmier n'ayant en outre pas eu grand soin de la pile, les effets ultérieurs furent peu prononcés ; il a peu dormi. Le 18 au matin, je remplace cette pile par une pile neuve. Le soir à 5 heures, je le trouve profondément endormi. Le 19 au matin, il se trouve très-bien. On le nourrit. Le 20 au matin, il dit avoir eu encore quelques tranchées. Le 21, il déclare n'avoir plus de douleur, mais une sensation de gêne dans le ventre. On ne réveille plus de douleur. Le 22, il existe encore quelques traces de sensibilité abdominale. Le 24, il sort guéri.

Les coliques de plomb ont attiré l'attention, dans ces dernières années, d'une manière toute spéciale. Depuis les beaux travaux de M. Tanquerel des Planches, on n'a pas beaucoup progressé dans la question. Cette fois, contrairement aux errements suivis, c'est la partie thérapeutique qui a surtout provoqué les recherches.

Presque tous les traitements institués furent des traitements chimiques : depuis les acides jusqu'à l'iodure de potassium.

Etant admis que l'on peut arriver sûrement au résultat par plusieurs moyens, la question se réduit à celle-ci : quel est l'agent le plus rapide ; et mieux, quel est l'agent qui fait tomber cette atroce névralgie de son intolérable summum à un degré supportable ? C'est l'électricité dynamique.

Plusieurs médecins ont employé la brosse métallique conduisant un courant de second ordre de l'appareil Duchenne.

On soulage le malade en un quart d'heure, en moyenne; je m'empresse de le reconnaître ; on leur donne bien quelques potions après, mais on a ce premier résultat immédiat, en général. — A quel prix ! Il n'est pas un supplice médical qui puisse lui être comparé, y compris toutes les opérations sanglantes. On maintient ces malheureux à quatre, et souvent ils échappent du lit, dans un état d'exaltation voisin de la folie. Aussi, M. Briquet a-t-il proposé le chloroforme. — Je laisse à d'autres le soin d'apprécier. — Donc, l'électricité induite ne sera guère employée par une foule de médecins, en pareil cas. — Eh bien ! le courant continu enlève de suite, en une minute, l'élément *intolérable*. Admettons, ce qui n'est pas, qu'il faille souvent un adjuvant pour finir le traitement; on voit bien que ce n'est pas là la question, et que cela importe peu au résultat. Les brûlures de la pile peuvent être parfaitement évitées, sans nuire à l'action du courant qui se trouve bien modéré. Les courants continus n'ont jamais cette haute tension qui compromet la vitalité du cerveau, sans parler de l'influence de la douleur provoquée. — Je dois ajouter qu'en cette maladie j'ai remarqué la grande importance du renversement continuel du courant. Il faut donc sans cesse changer la disposition des pôles. — La pile au sulfate de plomb sera particulièrement utile dans cette affection, grâce à sa constance (relative). C'est alors un courant continu, permanent, constant, et à l'abri des négligences d'un infirmier, et préservant peut-être de certains retours d'accès.

Si le courant continu excluait une purgation, le second jour, ou tout autre moyen, on pourrait hésiter. Mais en présence de son invariable et première impression instantanée, il est présentement préférable à tout.

NÉVRALGIE INTERCOSTALE.

An. D..., lingère, entra le 3 février à la Charité, pour une inflammation de la matrice; n'ayant jamais été sujette à des douleurs auparavant, elle conserva des douleurs vagues dans le bas-ventre. Dans les premiers jours d'avril (1857), elle est prise d'une névralgie intercostale; gêne dans les mouvements en général et particulièrement dans l'acte respiratoire qu'ils tendent d'augmenter. Vésicatoire volant sans succès. La pression augmente constamment la douleur; on lui applique des sinapismes au plus fort de la douleur.

Le 1er mai, je la trouve couchée salle Saint-Basile, n° 7, avec une grande gêne dans la respiration et impossibilité de marcher.

J'applique une pile de trente petits éléments larges, vinaigre pur, pôle cuivre sur la partie la plus douloureuse, en ceinture sur la région douloureuse. Depuis neuf heures du matin à cinq heures du soir voici ce qui s'est passé; la malade a pu *rire*, *causer*, se *promener* à sa guise. A quatre heures du soir on a donné de la quinine à la malade; mais les médicaments n'ont pas d'effet rétroactif que je sache; et ce jour-là du moins, la quinine n'a rien fait à la grande amélioration. La malade est si soulagée qu'elle quitte la pile; on lui donne toujours du sulfate de quinine; nonobstant, la malade souffre de nouveau le 3 mai et reprend la pile le 3 et 4 mai. Le 5, elle se sentit si bien guérie qu'elle demande à sortir.

Je n'ai su l'administration de la quinine qu'après. La manière dont les choses se sont passées ne me laisse guère de doute sur son inefficacité en ce cas. — Je suis convaincu que les autres névralgies du même genre que j'ai vues guérir n'ont pas été traitées simultanément par d'autres moyens; c'est pourquoi je pense que mon mode de traitement de cette affection est peut-être le plus expéditif pour soulager, du moins très-promptement. Quand l'électricité voltaïque telle que je l'applique aura fait ses preuves pour les plus sceptiques mêmes, je m'efforcerai de l'employer, dans des cas difficiles, concurremment avec les médicaments ordinaires dont elle doit favoriser l'action, soit physico-chimiquement, soit organiquement.

SCIATIQUES.

1.

G..., trente-deux ans, entra, le 16 avril 1857, à la Chárité, n° 13, salle Saint-Michel.

Il y a cinq ans, il eut des maux de reins, et une douleur qui se propagea dans la jambe gauche; au bout de quinze jours elle passa. — Depuis ce temps, il fut atteint de cette indisposition. Dans les intervalles de ces accès annuels, il ressent de vagues douleurs.

Il y a cinq mois, il ressentit une douleur depuis le coude droit jusqu'à l'épaule. Il y a six semaines, elle descendit seulement de l'épaule dans les reins; il continua à travailler encore dix jours, puis il prit deux bains russes; la douleur descendit dans la jambe gauche; elle fut si vive qu'on dut le porter à l'hôpital;

il prit un bain de vapeur après lequel la douleur devint des plus violentes.

M. Rayer ordonna l'application sur cette cuisse d'une batterie de soixante éléments du genre de celles qui me servent, mais non pour être portées. On plaçait la pile dix fois pendant dix minutes de suite sur la cuisse. Cette première tentative du courant continu momentané appartient à M. Rayer exclusivement; sans nul doute, le moyen convient aux contractures.

Le malade était assez fortement cautérisé sur la cuisse et la jambe, qui portent deux plaies d'au moins dix-huit lignes de diamètre. Le baume tranquille le calme un peu ; je le fis supprimer, le 30 avril où je commençai ma première application à l'hôpital; il ne peut marcher plus de cinq minutes. Depuis la première application ordonnée par le chef de service, il souffre un peu moins au lit; il souffre cependant à ce point qu'il ne peut dormir une heure, la nuit, où il y a grande aggravation de la douleur.

Pile de trente éléments longs, en spirale sur la cuisse, les deux pôles assez près du nerf. Vinaigre pur.

Le soir à cinq heures, en renouvelant l'excitation de la pile, il se promène déjà. Le 1er mai au matin, il déclare avoir dormi; le 2, il marche à la visite, ne souffrant plus ; la douleur vague qui reste, voyage de haut en bas et de bas en haut; il ne souffre plus le 3 mai, d'aucune façon.

On garda le malade pour guérir ses escarres ; il sortit le 12, sans porter d'appareil depuis le 4 mai.

2.

B..., pâtissier, âgé de vingt-huit ans, eut, il y a deux ans, une douleur dans la cuisse qui dura huit jours; depuis ce temps la douleur revenait souvent ; pas assez forte cependant pour le mettre au lit comme la première fois; la moindre fatigue réveille la douleur, de même que le moindre excès. Il y

a un mois sous l'influence d'une fatigue, celle-ci se déclara ;
très-vive au moment où il sortait du lit, il parvenait à l'en-
gourdir en marchant ; quoique la marche la diminue un peu,
cependant depuis un mois la douleur est continue.

Il vint le 22 juillet 1857, n° 23, salle Saint-Michel ; il souffrait si vivement qu'il eut, dit-il, une syncope ; puis survint
une agitation fébrile et complète insomnie toute la nuit. Le 23
au matin, nous l'examinons : la douleur suit tout le trajet du
nerf depuis la fesse jusqu'au talon ; la pression augmente la
douleur ; le 25, après deux jours d'observation, j'applique une
pile de soixante éléments, et 1/2 vinaigre sur la cuisse, mainte-
nue à demeure à l'aide d'une bande ; dès le 26, il est soulagé
au point de marcher aisément ; le 29, je remplace soixante éléments par une pile de trente éléments longs ; il souffre un peu
dans le jarret ; le 30 juillet, je remplace trente éléments par
pile de quarante éléments longs, 1/2 vinaigre ; le 31 juillet,
il est bien ; le 1er août, il ne souffre plus du tout ; le 2 août, il
se plaint d'une douleur dans les trois articulations, hanche, ge-
nou, coude-pied. La sciatique n'existait plus, il marchait, et
dormait bien ; insensible à la pression : sortant de cette affection, il avait *droit* à toute autre. On le soumit à un bain sulfureux ; le 9 août, il sortit de l'hôpital ; j'ai commencé par
soixante éléments, parce que la sciatique me paraît une des
affections les plus enracinées. Une fois le premier ébranlement
provoqué, il est possible d'arriver avec une force moindre. C'est
ce qui explique, comme je le dis ailleurs, pourquoi la pile si
inconstante, au bout d'un temps donné, agit néanmoins quoiqu'affaiblie ; et elle agit, car les effets ne sont pas du tout les
mêmes si on retire la pile au bout d'une heure, que si on la
laisse en permanence. Ce résultat de l'observation m'a conduit
à prescrire la permanence ; généralement les autres sciatiques
que j'ai vues (sans en consigner l'observation), semblent s'en
aller par le talon, dernier refuge de la douleur. En voici cependant un exemple.

3.

Madame F..., cinquante ans, eut une sciatique, il y a douze ans, à droite, depuis la fesse jusqu'au talon ; l'accès dura six mois. Il y a quinze jours, la douleur a reparu à la fesse, sous le siége ; après une course, elle s'étendit jusqu'au talon ; la douleur n'a fait qu'augmenter depuis ce moment, au point que la marche et la station sont devenues impossibles ; elle ne peut se retourner dans son lit sans crier ; elle gémit toujours ; elle entre le 27 juillet 1857 ; on l'apporte ; elle crie une partie de la nuit, et ne ferme pas les yeux.

La cuisse et la jambe sont très-douloureuses à la pression, la sensibilité cutanée n'est pas modifiée.

J'applique une pile de quarante éléments longs en spirale sur la cuisse, 1|2 vinaigre. Dès le lendemain matin, elle annonce avoir bien reposé ; la douleur est bien diminuée ; elle se retourne sans peine ; elle disparaît surtout en haut. Le 1er août, elle ne souffre plus que dans le mollet.

Elle dort parfaitement. Le sujet, quoique pusillanime se tient sur une jambe, s'assied dans son lit et supporte très-bien le poids du corps sur la partie primitivement la plus sensible. Le 2 août, elle marche ; le 5, survient un orage, elle souffre au niveau de la malléole ; la douleur se dissipe le lendemain, elle sort guérie le 18 août.

NÉVRALGIE DES GENCIVES.

Je relate ce fait plutôt comme rareté pathologique. Une femme de trente ans, blanchisseuse, ayant les dents bonnes et n'ayant jamais eu de névralgie, fut prise, il y a dix ans, d'une névralgie localisée dans les gencives inférieures, sans que jamais la douleur ait entièrement disparu et sans qu'elle se soit jamais étendue ou déplacée. Certains aliments l'exaspéraient autrefois ; mais, dans l'état actuel des choses, les liquides et les so-

lides n'influent plus. La pression est et a toujours été douloureuse. Des circonstances variées augmentent la douleur. Elle
devient souvent très-obtuse; son caractère général est plutôt
sourd, obtus, qu'aigre et vif. Elle a usé et abusé de tous les
odontalgiques possibles, de tous les gargarismes et de tous les
charlatanismes possibles.

Pile de vingt-quatre éléments larges sur les cheveux, dans
une gaîne, afin d'isoler complétement l'appareil; deux fils conducteurs conduisent avec une éponge le courant aux deux
branches de l'arcade dentaire inférieure. Modification faible,
mais réelle et instantanée. Je substitue un pinceau métallique
au fil positif : l'effet est surprenant; la douleur disparaît, et
du 31 juillet au 30 novembre 1857, pas de rechute. J'ai engagé
cette femme à porter l'appareil pendant un mois, la nuit, sur
la tête, et de fixer l'un des pôles alternativement sur une joue,
et seulement l'autre sur la gencive.

NÉVRALGIE DE LA CINQUIÈME PAIRE.

Madame D..., vingt-huit ans, brune, nerveuse, fit une fausse
couche en 1850, eut à la suite une affection hystériforme très-
prononcée. Guérie de cette affection, il lui resta des maux de
tête vagues et apparaissant de temps à autre, accompagnés
d'une sensibilité douloureuse des dents. En 1855, il lui est survenu un agacement continuel et des plus douloureux des
dents. De plus, un trouble profond dans la sensation gustative,
caractérisée par une continuelle saveur de fer dans la bouche.
Le trouble fut tel et de nature si complexe, qu'elle ne pouvait
ni écrire avec une plume de fer, ni toucher une aiguille, un
étui, ni même apercevoir du fer, sans éprouver un frisson général, suivi d'une exacerbation de l'agacement des dents. Cette
continuelle douleur des dents de toute la bouche fut suivie de
douleurs très-aiguës, montant de la tempe droite au milieu de
la tête, et bientôt après d'otalgie des deux côtés. Les souffrances

étaient continuelles ; la malade ne dormait plus, perdait la mémoire et l'intelligence en général ; « elle ne savait plus ce qu'elle faisait. »

En mai 1857, la malade, désespérée, et n'espérant pas plus de moi que de qui que ce soit, me fût amenée par une de mes clientes. Épuisée par de longues souffrances, elle était dans un état de langueur, de dépérissement et d'hébétude difficile à caractériser.

Je prescris une pile de trente éléments larges, en arc sur la tête, avec fils et éponges dans les oreilles. « J'ai été soulagée de suite, » me dit-elle dans sa lettre. Elle porta l'appareil quinze jours, dont deux jours en permanence et le reste du temps la nuit seulement. Les seules douleurs ne l'empêchaient pas de dormir, car elle dormit dès le premier jour d'un sommeil profond.

Dès le lendemain, elle put manier le fer et l'acier. Elle se trouva parfaitement libre de toute souffrance au bout de quinze jours et avait repris la direction de sa maison.

Elle quitta l'appareil. Au bout de huit jours, des douleurs, agaçant tout le système nerveux, reparurent, sourdes, il est vrai, mais se rattachant à un trouble nerveux assez grand pour lui donner une continuelle envie de pleurer. C'est alors qu'après huit jours de continuelle aggravation, elle se décida à venir me revoir (24 juin).

Je tentai une petite pile de vingt-quatre tous petits éléments, qu'on pouvait placer de l'oreille à la racine du nez. En outre, je maintins la première pile large, du front à la nuque cette fois. Augmentation du mal : « J'ai, à chaque instant, de très-grands crises dans les dents, le cou et tout le côté droit de la tête, insomnie ; la douleur la réveille. La pile placée sur la joue lui produit au moment même la sensation gustative du fer, comme si elle en mangeait. » Je laisse volontiers la parole à la malade, qui est instruite et intelligente. La tête est redevenue embarrassée, vide.

Le 2 juillet, je supprime la petite pile. Je place la pile large en fronde, avec éponges conductrices dans les deux oreilles; et de plus, en présence de la généralité des phénomènes, une pile de vingt-quatre éléments longs sur l'épine dorsale. « Le mal a disparu comme par enchantement dès le soir. » Le sommeil est revenu, les douleurs ont cessé, la tête est libre le 3 juillet au soir. Elle porte les appareils deux mois. La pile dorsale en permanence, la pile céphalique la nuit, pendant un mois.

Le 12 novembre, j'ai revu cette dame encore, et depuis ce moment elle n'a pas été malade.

Je lui ai prescrit à la dernière visite, du fer et du quinquina, elle se loue beaucoup.

NÉVRALGIE DE LA CINQUIÈME PAIRE.

L,..., 22 ans, jeune femme très-délicate, femme de chambre, très-nerveuse, entra le 18 août 1857 à la Charité, pour une fièvre typhoïde. Tout le temps de cette maladie, elle a souffert de la tête. Au bout de quatre semaines, à peine convalescente, il se déclare une névralgie des plus violentes de toute la tête et de toute la face. La tête est tellement sensible qu'elle ne peut la soulever, ni ouvrir les yeux; la mastication, la parole sont également impossibles. Après quatre jours, la névralgie se complique d'une douleur générale des dents et des oreilles. Le 25 septembre, on l'envoie salle Saint-Basile, n° 15, à l'effet d'y être soumise à mon traitement. Insomnie absolue, pas d'appétit; le soir à cinq heures, je lui trouve de la fièvre. La pression de tous les nerfs émergents, à la face et à la tête, est des plus douloureuses. Le chef de service pensait que l'état hystérique, et la débilité du sujet me donneraient peut-être un résultat négatif.

J'applique pile large de vingt-quatre éléments, trempée dans 1|2 eau, 1|2 vinaigre, de la tempe droite par-dessus la joue, au bas du menton. Un ruban de toile mouillée est interposé dans toute l'étendue. La nuit, elle reposa une heure. Le changement fut faible le 26 ; mais le 27 au matin, elle trouve le mal supportable. La douleur errait en s'accentuant tour à tour à droite, à gauche, sur les tempes, au milieu du front. Je suivais la douleur dans ces diverses régions successivement en y faisant passer le courant pendant douze heures. Le 30, elle eut encore une rage de dents. Le 2 octobre, le soulagement fut général ; les rages cessèrent, les douloureux élancements du fond de l'orbite également.

Le 5 octobre, elle se trouva si complétement guérie qu'elle demanda à sortir. On retira la pile. Elle demeura encore quelques jours à l'hôpital pour refaire sa santé générale, à l'aide de toniques.

TIC DOULOUREUX. (NÉVRALGIE DE LA CINQUIÈME PAIRE.)

R..., ébéniste, vingt-sept ans ; homme assez vigoureux. Il y a quatre ans et demi, il éprouva une douleur entre les deux premières molaires supérieures gauches. Il allait les faire arracher, quand le dentiste, les jugeant très-saines, l'engagea à les conserver. La douleur revint assez fréquemment. En 1853, les souffrances sont très-fortes et remontent de l'arcade dentaire au trou sous-orbitaire. En 1854, le malade a des souffrances atroces pendant six mois. Il entre à l'hôpital. On l'électrisa avec une machine d'induction, pendant trois semaines. Au bout de trois jours, il ne conserva plus trace du soulagement qu'il en avait retiré.

On lui donna du sulfate de quinine, du fer, de la morphine, on cautérisa l'oreille, plaça des vésicatoires saupoudrés à la nuque. En 1855 et 1856, il souffre de quinze jours à trois semaines. Jamais il n'est complétement guéri. Il entre, le 19 avril 1857, salle Saint-Michel, n° 32. Il ne peut ni travailler, ni dormir. Toutes les deux minutes, il est pris d'un élancement douloureux suivi d'une sensation de chaleur, qui entraîne un larmoiement. La pression sur la région sous-orbitaire le soulage. La parole et la mastication sont tellement douloureuses qu'il y renonce le plus qu'il peut. A force de souffrir, il passe souvent sa journée au lit. Il a des cicatrices, traces d'abcès dans le sillon naso-labial.

Après qu'on l'eut traité inutilement, depuis onze jours, par divers topiques, je commence le 1er mai, pile large de vingt-quatre éléments, en mentonnière. Pas de changement le 3. Au lieu d'appliquer l'un des pôles (le zinc) *loco dolenti*, je l'éloigne, et le 4, au matin, le malade dit avoir éprouvé un prompt et grand soulagement depuis ce changement dans la disposition. Le 6, après avoir été très-bien, il reçoit un coup d'air au jardin. Il souffre un peu plus. Le 7 et le 8, il regagne le temps perdu. La pile est appliquée tour à tour, en bandeau sur le front, tantôt en mentonnière. « A présent, raconte-t-il à tous les nombreux visiteurs, je reste un quart d'heure sans rien sentir du tout. » Le 9, il mange sous mes yeux, presque sans aucune souffrance, et le peu qu'il éprouve est passager. Il dort très-bien, lui qui ne dormait pas une demi-heure en entrant.

Le 14, je lui donne quelques intermittences. Le 21, afin d'agir sur le foyer présumé du mal, je joins une seconde pile de trente éléments. Le 23 et le 24, je la retire, pour voir si la dernière amélioration se maintiendra, ce qui a lieu.

Le 15 juin, il ne lui restait plus que la gêne pour le manger, je dis gêne et non douleur, c'est l'expression dont il se servait. Je dirige le courant de dix éléments actifs d'une troisième pile sur la région gênée. La gêne déplacée se manifeste dans l'articulation temporo-maxillaire.

Tel était son état au bout de deux mois. Ni la pression, ni les mouvements ne réveillaient de douleur.

Le 1er juillet, sans motif à moi connu, la douleur, sans remonter jusqu'au nez, reparaît dans les ramifications sous-orbitaires, et par suite de leur intime alliance avec le facial, le tic accompagne les accès. Il dort cependant. J'applique des piles de trente, de vingt-quatre et de douze éléments. Il a de l'excitation et de la congestion. Je les retire et ne maintiens que trente éléments, depuis la face, autour du cou, au côté opposé. Le 10, il va bien, et n'a d'accès spontanés et modérés que d'heure en heure. Le 12, il n'a plus que quelques accès par jour. Le 18, la douleur reparaît, et comme j'insiste sur l'intensité des courants, que d'autre part la tête se congestionne, on le saigne le 23. Cependant pas de soulagement. Insomnie, ne peut ni parler ni manger. Le 28, piles de trente et de vingt-quatre éléments. Il dort, ainsi que le 29. La douleur est plus fréquente et moins intense. Après une recrudescence le 31, on lui donne jusquiame. Il est plus calme. Puis on lui donne de la belladone jusqu'à 6 centigrammes, sans dilatation. Il devint calme successivement pendant un mois. De peur de retomber, il sortit le 13 septembre, dans l'état où je l'avais amené le 1er juillet.

Cas instructif et remarquable. La belladone, dans le passé, ne lui avait jamais procuré un pareil soulagement. Je suis convaincu qu'ici comme dans les divers cas de ce genre, l'électricité a modifié la réceptivité du système nerveux. Cette réceptivité est le secret de beaucoup d'échecs comme de beaucoup de succès dans le dédale incohérent de la thérapeutique. Il faut souvent chercher à rendre l'organisme impressionnable pour un médicament, avant que de lui demander la guérison.

TIC DOULOUREUX. (NÉVRALGIE DE LA CINQUIÈME PAIRE.)

D..., homme de peine, soixante ans. Il y a cinq ans, il est pris d'une douleur au milieu de la lèvre supérieure, se dirigeant vers la commissure droite. La douleur lui fait l'effet subit d'une morsure, d'une piqûre d'insecte. Au moment où il y porte la main, la douleur se propage vers l'aile, puis remonte sur tout le côté du nez. A mesure que la maladie se prolonge, ellé remonte davantage vers l'œil. Supposant, ainsi que cela n'arrive que trop souvent et trop facilement, qu'une dent pourrait être la cause du mal, il se la fait arracher. Il appliqua plus tard, en désespoir de cause, une brique chaude sur la joue, médication populaire qui le calma pour un an. Au bout de ce temps, la douleur reparut à la lèvre droite. Il put à peine manger ; la douleur remonte, au moment des efforts de la mastication, vers l'œil droit et jusqu'au dessus du front.

La maladie diminue parfois jusqu'à disparaître pendant quinze jours. Depuis huit jours, la douleur est si violente et a pris un tel développement, que le malade, de peur de mouvoir la tête, ne peut et n'ose plus marcher. Qu'on veuille remarquer qu'il s'agit d'un homme *dur* au mal, selon l'expression populaire. Le malade entre, le 24 mai 1857, salle Saint-Michel, 28. Il mange, en souffrant, de toutes petites bouchées, de peur de trop remuer la joue droite. L'œil est devenu le centre de la douleur. Larmoiement continu. Soudain il y éprouve comme des coups de lancette, suivis d'une sensation de chaleur douloureuse, qui s'irradie autour de l'œil, sur le front particulièrement et jusqu'au pariétal droit. La pression très-douloureuse, l'est encore plus au niveau de cette région. Au nerf sus et sous-orbitaire, par la seule pression, on réveille la douleur tout entière avec ses irradiations ; plus difficilement à l'aile du nez, qui à présent, est moins sensible. Le malheureux tient la tête inclinée à droite, position qui le soulage. La nuit qui précède la visite, il dort encore deux ou trois heures, après lesquelles les souffrances le réveillent.

Le 24, à neuf heures du matin, j'applique, d'une tempe à l'autre, vingt-quatre éléments larges. A dix heures, après la visite, il est à même de se promener au jardin. Il sent que l'air lui fait mal.

A la visite du soir, il me dit n'avoir pas eu de grandes crises dans la journée. J'applique trente éléments larges en mentonnière aux deux tempes, et les vingt-quatre éléments, du front à la protubérance occipitale. Je prescris d'humecter la face supérieure des piles à demeure, avec une éponge, deux à trois fois dans l'intervalle des visites.

Le 26, au matin, le malade se trouve infiniment mieux. Il dit, en peu de mots : Je puis relever la tête à présent. Il a bien dormi la nuit, se promène, mange sans crainte ; à la pression, on ne réveille plus de douleur nulle part. Quand la douleur réapparaît, elle est sourde et faible. Au moment où j'applique les piles, il éprouve une sensation de bien très-remarquable. Il restait une trace de la douleur au niveau du trou sous-orbitaire. C'était par moment une exaltation de la sensibilité. J'applique une troisième pile, petite dimension, de vingt-quatre éléments, ayant en tout douze centimètres de long sur la joue. La douleur ni la sensibilité anormale ne revinrent plus à dater de ce moment. On garda le malade cinq jours en observation, sans aucune pile, puis il sort guéri. Je l'ai revu plus tard, sans qu'il y ait eu de rechute.

Les affections paralytiques chez les chevaux tiennent le plus souvent à des lésions des nerfs, leurs névralgies également. Chez l'homme, bien des fois on s'use à guérir une névralgie dont l'épine incitatrice est hors de notre portée. Il est digne d'attention que, même en ces cas, l'on puisse soulager. Mais il est non moins naturel que les rechutes doivent être fréquentes. Tel est, sans doute, le cas du sujet dont l'observation va suivre.

NÉVRALGIE DE TOUTE LA TÊTE. — SIÉGE INDÉTERMINÉ.

M. V..., quarante-cinq ans. Cet homme a des douleurs violentes tous les mois, pendant vingt-quatre heures, depuis sa plus tendre enfance. Cette douleur part de la racine du nez et passe successivement dans les deux tempes. A vingt-cinq ans, il fut soumis à un traitement mercuriel durant six semaines pour un accident syphilitique. A dater de ce moment, la douleur revient tous les quinze jours ; il dut cesser de travailler. Pendant deux mois, on lui fit prendre de la strychnine, et il n'éprouva aucun phénomène caractéristique. Mais il survint une faiblesse extrême dans les membres inférieurs, et la douleur devint continue, avec exacerbation. Il a pris de l'iodure de potassium et une foule d'antispasmodiques, le tout en vain. Depuis 1856, la névralgie apparaît, dans toute son acuité, deux fois par semaine, indépendamment de sa continuité ; il a à lutter contre une continuelle tendance au sommeil. De plus, c'est régulièrement le *mardi* et le *vendredi* qu'il est pris. — Anorexie. — Constipation.

Ce malade vint me voir, le 1er août 1857, dans un état de souffrance, d'abattement moral des plus pénibles. La vie lui est à charge. Il souffre depuis qu'il est au monde et toujours davantage.

Pile de quarante éléments larges sur la tête, du front à la nuque, un tiers le premier jour, deux tiers le deuxième, vinaigre pur le troisième jour, à moins d'accidents.

Il pose la pile, qui, loin de le soulager, augmente le mal dans le moment même. Dans les quinze premiers jours du traitement, le mal change de caractère. Le mal journalier est plus fort. Les accès durent six heures au lieu de vingt-quatre ; mais la souffrance est plus aiguë. En compensation, la tête, sauf quelque embarras, ne souffre aucunement dans les dix-huit autres heures. Le moral change ; de taciturne, il devient éveillé, expansif.

La douleur continuait à voyager de la racine du nez aux tempes droite et gauche. Pile alternativement comme ci-dessus et en mentonnière.

Le 13 octobre, il m'apprend qu'il peut à présent déplacer instantanément la douleur des deux tempes, au moment où il y applique la pile excitée, pour la faire passer au milieu du front ; puis, plaçant la pile d'avant en arrière, il chasse la douleur aux tempes. Toutefois, elle est bien moindre après ce retour.

Le jeudi, en ce moment, la douleur occupe la tête entière ; le dimanche, les tempes; mais elle est devenue très-supportable; elle ne le met plus au lit; ayant perdu la somnolence continue, sa vie se trouve toute changée. Il dort toute la nuit. Invariablement, la première impression de la pile trempée est une augmentation de la douleur.

Dans la semaine du 13 au 20 octobre, pas d'accès, mais il a souffert un peu tous les jours. Depuis lors, rien.

Le 25, il souffre deux heures le matin. Il se lève, le mal disparaît.

Le 27, il sent un peu de lourdeur. Il a des moments où il ne souffre plus d'aucune manière.

Le 28, violentes douleurs. A dater de ce jour jusqu'au 24 novembre, il se croit sauvé, ne ressentant plus que quelques vagues douleurs. Le nez est bouché d'une manière assez complète. Les fumigations ne servent à rien et augmentent ou réveillent les douleurs. La pile, qui, à diverses reprises, en d'autres circonstances, dégageait le nez, quand l'un des pôles est superposé aux cellules ethmoïdales, n'a évidemment rien pu ici. Prescriptions de fer, petite dose, et quinquina (macérat. dans l'eau froide).

Il revient me voir le 13 janvier. Il a des battements douloureux dans les tempes. Il est repris de névralgie de trois jours de durée. Je lui reproche d'avoir si longtemps insisté sur les toniques en présence de résultats si regrettables dès le début. Le jour du mal au front, il est obligé de quitter le travail. Le mal des tempes est plus supportable. Depuis cette aggravation, la pile, loin de calmer, est devenue intolérable. On la supprime.

Le 4 fév., 20 centig. d'extrait de belladone, en quatre pilules, en vingt-quatre heures. Il urine en grande abondance. Vue trouble. Les douleurs s'apaisent jusqu'au 25 fév. Il avait autrefois usé de beaucoup de belladone qui, cette fois enfin, semblait lui réussir. Mais, toutes les deux heures, il a de petits accès de douleurs.

Le 7 mars, il est repris de douleurs qui le poussent au délire. Abattement, souffrances continuelles.

Je le soumets, à dater du 11 mars, au courant continu des batteries de cent vingt éléments pendant dix minutes. Il sort de chez moi avec un grand soulagement. Il vint pendant un mois. Les accès disparurent, mais il avait encore des moments de grande souffrance. Le 11 avril, je m'absente pour quelque temps et ne le revois pas.

A l'occasion de ce malade, je crois devoir observer encore une fois, qu'en maintes circonstances analogues, l'organisme, tout à fait indifférent à l'action d'un médicament, se laissait avantageusement influencer par lui, après un traitement électrique. Nouvel horizon. Relativement à la rechute, que dire? souvent les toniques arrivent trop *tôt*. L'état-dépuisement de ce malade, depuis si longtemps souffrant, me décida, après quatre mois de soigneuse observation à commencer à petite dose. Il était encore trop tôt. Le malade, par une aveugle confiance en celui qui l'avait amené à bien, crut devoir persévérer, et ne pas même m'informer de cette aggravation. De sorte qu'il se fit un mal immense.

Dans nombre de cas, les toniques demandent pour réussir de trouver un système nerveux passable au moins. C'est ce qui, dans les cas de grande débililé, m'a fait renoncer au vin de kina, qui est bien trop excitant, pour lui préférer la macération à froid, pendant 12 heures, du kina dans l'eau, et que l'on boit par petites gorgées, un verre par jour. Ce remède est pour moi un des remèdes héroïques dans les troubles profonds du système nerveux, avec ou sans trouble digestif.

Il est important de noter dans cette observation l'influence, d'ailleurs peu tranchée, immédiate sur le siége de la douleur. Je dis peu tranchée, parce que le résultat général avait été difficile à obtenir et qu'il fut impossible de le maintenir.

HÉMORRHAGIE CÉRÉBRALE.—PERTE DE MÉMOIRE.

Madame D..., vingt-quatre ans, bien constituée, petite, sans antécédents, fut prise, trois jours avant le terme présumé de sa grossesse, d'un étourdissement suivi d'une syncope d'une heure, dit-elle, et à son réveil, elle était hémiplégique à droite, privée de la parole; rien de notable à la face. Un médecin appelé la mit dans un bain chaud. On dit qu'il méconnut d'ailleurs la nature de l'affection. Trois jours après, accouchement naturel. L'enfant vit et se porte très-bien. Après la quinzaine, un médecin usa de frictions excitantes sur les membres paralysés; puis un vésicatoire sur le bras, ventouses sur l'épaule, purgatifs et à la fin strychnine. Ces divers traitements n'ont amené aucun changement notable pendant deux mois. la malade accuse même la strychnine d'une foule de maux. Il sortait quelques sons du gosier, pour toute parole; la jambe obéit un peu à la volonté, le bras est inerte.

Le médecin prescrivit ensuite la pile portative sur le bras, mais aussitôt il se dédit; on la retira, de crainte d'une réaction. Cependant la malade était très-gravement frappée dans son moral, et on me l'amena le 10 juin.

Elle vient en voiture et traîne péniblement la jambe; la peau en est sensible d'ailleurs; le bras peu sensible, complétement paralysé, et la main fermée, contracturée. Parole très-difficile; pas de déviation de la face. Fonctions régulières, réglée. — Mémoire nulle; sommeil sans le moindre rêve, fait qui la préoccupe. Indifférence profonde pour tout ce qui l'entoure. Abattement, désespoir. On craint beaucoup pour son intelligence.

Pile de trente éléments longs sur le bras. Courant interrompu de mes batteries tous les jours, sur la jambe et le bras.

Quinze jours après, le moral fut déjà bien meilleur, elle s'intéresse à son enfant. Elle marche plus aisément.

Le bras commence à exécuter quelques mouvements; là contracture cède petit à petit. Cette femme avait un extrême soin de sa pile. Elle était brûlée sans s'en douter. Mais à mesure que la sensibilité se réveillait, elle prenait des précautions contre les petites cautérisations. Le courant interrompu n'était appliqué au bras que sur les extenseurs. Le courant continu était disposé en spirale.

Ce qui revenait le plus lentement, c'étaient la mémoire et la parole. Je lui fis placer une petite pile de vingt-quatre éléments larges en bandeau sur le front, les pôles aux tempes, et l'action concentrée aux pôles par l'interposition d'un caoutchouc sous l'espace interpolaire. Graduer le vinaigre depuis 1/4 aux 3/4. Le deuxième jour elle commença à rêver la nuit, et ce fut pour elle une grande joie. La mémoire s'éclaircit beaucoup et la parole, au bout de huit jours, prit de l'assurance. Rêve et mémoire sont solidaires : on ne peut dire qu'elle oubliait ses rêves. Il y a trois mois et demi de traitement ; elle marche aussi bien d'une jambe que de l'autre ; en donnant un point d'appui au coude, elle peut se servir de sa main ; il est vrai qu'elle la rouvre avec quelque peine. Le deltoïde n'est plus sensiblement affaissé. — Elle fait de longues courses à pied.

On confia le reste de la guérison à cette bonne nature, qui après deux ans n'a pas rendu au bras tout ce qu'il a perdu.

Ce fait mérite d'être rapproché de l'influence du courant continu sur le cerveau des malades atteints de paralysie générale.

Ensuite, on remarquera le prompt relâchement de la contraction par l'association du courant continu au courant vottaïque interrompu sur les extenseurs du bras.

HÉMORRHAGIE CÉRÉBRALE PROBABLE. — HÉMIPLÉGIE.

F..., âgé de vingt-sept ans, éprouva, en novembre 1856, des maux de tête, bourdonnement dans les oreilles, vomissements.

Il entre à la Charité ; on le purgea. Il sortit pour y rentrer plus tard. En effet, il souffrait constamment de la tête. Les éblouissements, une légère surdité subsistaient. Le 20 mars 1857, il fut étourdi sur l'escalier, tomba ; en même temps il ressentit une douleur dans l'épaule, le bras et la jambe gauche. Il s'ensuivit une faiblesse, qui le fit rentrer à la Charité, salle Saint-Michel, 31. Là il eut, le 2 avril, une perte de connaissance avec quelques phénomènes convulsifs, qu'un infirmier du service a seul pu observer.

On trouva le lendemain le sujet hémiplégique à un plus haut degré avec un embarras de parole. Saignée, ventouses dans la nuque. Il eut une fièvre typhoïde grave, à la suite de ces accidents, qui se termina vers le 20 mai.

A ce moment, le bras gauche est très-faible ; il peut à peine serrer. Le membre inférieur est totalement paralysé ; il ne peut se remuer dans son lit. Il urine avec grand'peine. La sensibilité de la peau sur la moitié gauche est obtuse. Ce garçon est faible de tête, et se contredit du jour au lendemain. Il demeure dans son lit.

Le 20 mai, j'applique sur sa cuisse pile de 30 éléments longs et 1|2 vinaigre. Je le panse moi-même matin et soir. Le 27 mai, il commence à remuer la jambe par la volonté. Il la met hors du lit sans le secours de la main. Il se lève, et marche appuyé sur le bras d'un infirmier. Le 30 mai, deuxième pile de 30 éléments sur la jambe. Le 5 juin, troisième pile de 24 éléments sur le bras gauche, qui était très-faible. Le 6 juin, le malade descend du lit à la visite, et marche avec aisance, à l'aide d'une béquille. A partir de ce moment, les forces étaient revenues, mais la guérison marcha plus lentement. Je lui appliquais le courant interrompu, et il en ressentit du bien. Survint une pleurésie ; on abandonna la paralysie. Il sortit en boitant et boite encore.

Cette claudication est due à la rétraction du tendon d'achille.

Une seconde fois, je ferai remarquer combien il est nécessaire de ne pas se fier à la nature, et d'encourager les malades au lieu de les décourager. — Il est certain que ce garçon boitera toute sa vie, ces contractures d'origine paralytique cédant rarement. — Les uns étaient émerveillés des premiers rapides progrès sans la gymnastique électrique habituelle ; les autres semblaient me reprocher une espèce d'état stationnaire présent. De mon côté, je pensais que le courant interrompu était à présent formellement indiqué. J'en usais pendant une quinzaine. A ce moment, il eût fallu reprendre le courant continu. Mais le malade et d'autres personnes fréquentant le service, s'amusant davantage à voir danser les muscles, chaque jour, et à se divertir à ce jeu innocent, je jugeai à propos de ne pas recommencer.

Pendant plusieurs années encore, ce divertissement, qui d'ailleurs *occupe* le malade et frappe les yeux momentanément (c'est la cause de sa grande vogue, les médecins partagent la faiblesse des autres hommes); cette empirique médication, dis-je, utile ou nuisible selon le cas, sera exclusivement et absolument préférée par *les anciens,* à une action si manifeste, au galvanomètre et au voltamètre, mais silencieuse comme les actes intérieurs de la vie qu'elle influence si puissamment, en un mot, au courant voltaïque continu permanent ou temporaire. — Loin de proscrire le courant interrompu, voltaïque ou électro-magnétique, je pense que, par exemple, dans les paralysies, suites d'hémorrhagies, il faut, à côté du courant continu, l'application du courant interrompu, pour stimuler ou secouer le système nerveux, grossière image d'un phénomène très-complexe. Il est très-difficile de persuader au médecin que l'électricité puisse être au lieu d'un excitant un calmant; parce que les petites boîtes ne peuvent, en effet, donner que de l'excitation, et que médecins, professeurs et public ne connaissent que la secousse, ignorent le travail de la pile. Et la secousse, il vous la faut violente. Il y a huit jours, un praticien m'a retiré une *paraplégique* parce que je ne la *secouais* pas assez. (J'écris ceci le 30 novembre 1860.)

PARALYSIE COMPLÈTE.

G..., quinze ans, acheveur en cuivre, entra le 11 juillet 1857 à la clinique de M. Velpeau, absent, salle Sainte-Vierge, n° 2, pour une brûlure. Il y a un an, il eut une fièvre typhoïde et une fièvre cérébrale (?) Le 10 août, étant au jardin, avec d'autres malades assis à côté de lui, tout à coup il cessa de lire à haute voix le journal qu'il tenait en main, ayant perdu la vue. En même temps les jambes faiblirent. Il a été sujet depuis longtemps, dans son atelier, à des étourdissements. Le 24 août, tout à coup, il nasonne en parlant. La vue revenait à ce moment.

Une sœur me demanda de m'intéresser à cet enfant qui fut évacué dans la salle Saint-Michel, n° 30, le 26 septembre (on s'occupe peu des affections médicales, dans les services de chirurgie, si la vie n'est pas en danger immédiat). Il ne marche plus, il se cramponne après les lits pour aller se placer sur une chaise ; il a un engourdissement général, et de nombreuses parties incomplétement anesthésiées, aux membres inférieurs. Il a bon appétit ; les boissons reviennent par le nez ; le voile du palais est paralysé. Le nasonnement disparaît, mais la paralysie des jambes va en augmentant. Avec deux béquilles, il se traîne un peu d'un lit à l'autre.

Le 28 septembre, j'applique vingt-quatre éléments longs sur le dos. Trente éléments longs sur une jambe. Le 30 encore une pile de trente éléments sur la seconde jambe. Le 4 octobre, la sensibilité revient. Le 8 octobre, il traverse la salle le matin à la visite, sans aucun appui. — Les bras sont dans un état de maigreur extrême. — On garda cet enfant assez longtemps pour l'observer. — Il ne conservait plus de trace de l'affection pour laquelle il était venu dans le service. La masturbation produit des effets de ce genre. Cela ressemble fort à l'hystérie. L'un est douteux, mais possible ; il peut engendrer l'autre ; mais l'hystérie est improbable et cet âge.

J'ai vu plus d'une fois des amateurs s'interroger du regard, en présence de cas de succès pareils, comme pour découvrir, s'il y avait erreur ou miracle. — Tant on s'étonne de ce que l'on ne comprend pas, ou l'on se révolte contre ce que l'on n'a pas su trouver.

PARAPLÉGIE. — INCONTINENCE D'URINE. — COURANTS INTERROMPUS ET CONTINUS.

B... âgé de 34 ans, de petite taille, a abusé des femmes ; il raconte que de 1849 à 1852, il eut des douleurs dans les membres inférieurs, de nature rhumatismale selon le médecin, et augmentées, dit-il, par une médication révulsive.

Il fit un faux pas, se cassa la jambe droite ; il souffrit beaucoup pendant quarante jours d'immobilité, et marcha mal en se relevant. Au bout de trois mois il ne pouvait plus monter les escaliers. Vésicatoires sur le dos, bains sulfureux. Une légère incontinence d'urine et des fèces se produisit dans le cours de la maladie seulement. Elle diminua depuis un an.

L'idée de rhumatisme fait ici place à celle d'une lésion spinale. Souvent des chutes, tout accidentelles en apparence, sont des effets passagers d'un trouble de l'influx nerveux, lié lui-même à un travail désorganisateur imminent : c'est pour moi un fait toujours frappant dans les prodromes des lésions de la moelle et du cerveau, que ces chutes inconcevables que l'on explique à grands efforts. Bien des fois il y a des récidives et on déplore ce fatal concours de circonstances. Je l'ai déploré avec les parties intéressées, à différentes reprises, mais pour des raisons bien autrement graves. — Poursuivons.

En 1856, il éprouve un engourdissement de l'auriculaire et de l'annulaire droits. La sensibilité tactile et la motilité étaient lésées ; bientôt il en fut de même de l'auriculaire gauche. Puis survinrent des douleurs dans les bras et les jambes. C'est le 1er juin 1857 qu'il vint me consulter.

Il marche comme un homme ivre, les jambes écartées, et une canne pour bien étendre et assurer la base de sustentation.

Il a l'allure type des paraplégiques ; il projette fortement les jambes. La jambe gauche, depuis des années, est bien plus faible que la droite. La sensibilité cutanée de la cuisse est très-diminuée en dedans à gauche, et en dehors à droite ; elle est normale en dehors à gauche, et en dedans à droite, sans délimitation exacte.

La contractilité électrique est *très-exaltée* comme toujours, malgré les expériences et assertions de Marshal Hall. Les muscles sont insensibles à gauche, très-sensibles à droite.

Les mouvements réflexes sont extrêmement prononcés, quand on touche la plante des pieds. Il ne distingue pas avec quoi on le touche. Il sent le chaud et le froid. — Une sonde dans l'urètre montre un rétrécissement dû à trois blennorhagies anciennes. Il a une *incontinence* d'urine telle qu'il pue l'urine. C'est ce qui l'a amené chez moi. Il pisse au lit, dans son pantalon, et ne peut guère, trouver le pot assez vite, à son lever. Il ne *s'en aperçoit* d'ailleurs que quand il sent l'urine sur son corps, et comme il a des parties moins sensibles, il faut que le liquide descende souvent jusqu'aux jambes. — Le rectum fonctionne passablement.

Mon savant confrère et ami le docteur Caudmont, que je priai d'examiner le malade, me répond qu'il trouve outre le rétrécissement organique, une contracture des sphincters de la vessie, et l'extrême sensibilité de la muqueuse propre aux lésions médullaires. — Cette sensibilité était supprimée totalement pour l'urine.

Erections nocturnes assez fréquentes, pertes tellement douloureuses qu'elles le réveillent, au moins trois fois par mois ; et insensibilité absolue pour l'urine ! — Pas de coït possible depuis deux ans. Il perd sans érections. — Affaiblissement de la vue. Caractère irritable, agacé.

Mémoire intacte, sommeil bon.

J'introduis la sonde d'argent, de femme, dans l'urètre ; elle conduit le pôle cuivre des 120 éléments *étroits* de mes batteries, excitées dans du vinaigre pur. Le pôle zinc est amené sur le bas-ventre à l'aide d'une éponge mouillée, placée dans un réophore. J'interromps rapidement le courant. —L'opération dure cinq minutes. La nuit qui suit, il n'urine pas au lit. Il n'ose y croire. — Le jour, rien dans le pantalon. — Vingt-quatre heures après la première opération, je dus recommencer. Cet homme me demanda de le guérir et non de l'expérimenter. J'ai opéré huit fois pour le satisfaire. Il boit de la bière à présent, qui, à son dire, passait dans les culottes avant qu'il eût fini sa choppe. Il urine parce qu'il en sent le besoin dans la vessie, mais il ne sent pas passer l'urine.

J'ai revu cet homme dans diverses circonstances depuis son traitement, lui qui voulait aussi abréger ses jours, et qui ne s'inquiète plus guère de sa paraplégie.

Cependant il porte une pile de 24 éléments sur le dos 1|4 de vinaigre. Il n'a pas de partie très-sensible. Dans les lombes, on provoque une douleur obtuse par la pression, dans la région où il sent la barre ou mieux la ceinture constrictive. —Il se sent plus de force, marche mieux, mais il n'a pas gagné tout ce que des soins réguliers lui donneraient. Il ne quitte pas sa pile, et la change tous les six mois contre une neuve.

Parmi les nombreux effets des courants qui justifieraient le rapprochement si fréquent entre l'agent nerveux et l'agent électrique, il n'en est pas de plus frappants que les effets instantanés que nous avons obtenus dans un certain nombre de cas.

Voici un premier exemple :

ACCÈS HYSTÉRIQUE SIMULANT LA MANIE STUPIDE.

En juin 1858, je fus appelé pour un cas de mort apparente, me disait-on, ce qui me décida, par précaution, à emporter de chez moi mes deux larges batteries de 60 éléments. Arrivé près de la malade, je la trouvai les yeux largement ouverts, hagards, brillants, d'une immobilité absolue, les bras sur la couverture, l'expression de la manie stupide. — Relâchement complet de tous les muscles; les bras, les jambes soulevés retombaient comme une masse inerte. Les épingles enfoncées dans la peau et au delà ne réveillaient aucune sensation. — Cet état dure depuis deux heures. On a usé de tous les excitants qui se trouvaient sous la main, et comme cet état s'était produit l'avant-veille dans les mêmes conditions, deux confrères ayant vainement tenté, lors de cet accès, l'effet de tous les stimulants, tels que l'ammoniaque en inhalation et d'autres excitants à l'intérieur, on m'annonça qu'il était superflu de recourir à aucun agent pharmaceutique; qu'on venait d'épuiser toute la série, et qu'on craignait bien que cette fois la malade ne succombât. C'est pourquoi l'on recourait à un agent nouveau. Au bout de quelques minutes d'observation, après avoir reconnu un certain abaissement de la température de la peau, un ralentissement du pouls tombé à 40, une impulsion précordiale nulle, une respiration à peine perceptible à l'œil et au toucher, sans cyanose toutefois, je pensai qu'il était urgent d'agir immédiatement; je cherchai à m'éclairer de mon mieux sur l'origine possible de cet accès. On m'apprit que la malade se livrait à de copieuses libations dans le bain, et que cette fois encore c'était la cause probable. Cependant sa bouche n'exhalait aucune odeur vineuse ou alcoolique ; la physionomie, l'attitude du sujet me donnèrent à penser qu'il s'agissait d'un terrain hystérique. J'annonçai que j'allais réveiller la malade qui éclaterait sans doute en sanglots. L'une de mes batteries étant trempée dans du vinaigre pur, son pôle zinc fût placé sur le cœur, le pôle cuivré dans la main gauche ; la malade ne bougea pas. Aussitôt je disposai la seconde batterie, et j'interrompis *une fois* le courant ainsi renforcé, à l'aide de l'interrupteur à main. Avec la rapidité de la foudre, et sans qu'il fût possible d'éta-

blir un intervalle entre la commotion et l'interruption, la malade
se réveilla en sursaut, jeta un regard autour d'elle et éclata en
sanglots. Le pouls s'était instantanément relevé ; les battements
du cœur, la respiration étaient devenus précipités. Je ne pus
rien arracher de la malade, qui, outre qu'elle n'avait aucun
souvenir, ne me fit aucun aveu. Trois jours après, je fus rap-
pelé près de cette fille, qui se trouvait littéralement dans le
même état, j'usai du même moyen avec le même succès. Je lui
donnai des soins pendant une quinzaine de jours; elle avait
manifestement tous les éléments de l'hystérie. Elle était très-
gastralgique ; souffle chlorotique; aucune partie insensible,
mais souvent des hyperesthésies; l'extrême disposition à pleurer et à rire alternativement. Je la traitai par les toniques.
Elle parut suivre mes conseils, et après deux mois de soins
sans accident nouveau, elle quitta Paris.

ACCÈS HYSTÉRIFORME.

Un second exemple m'a été fourni par un jeune homme. Je
fus appelé de la manière la plus pressante près d'un jeune
homme de dix huit ans, qui après un repas, au milieu de la
joie d'une fête de famille, tomba soudain comme foudroyé sans
cris ni convulsions. Je le trouvai d'une pâleur mortelle, le
pouls faible, mais non ralenti ; la respiration imperceptible ;
point d'écume devant la bouche ; les yeux fermés, point de tris-
mus; on l'avait aspergé d'eau froide et on lui faisait respirer du
naigre, des sels, le tout en vain. Il était insensible sur toutes
les parties que les circonstances me permirent d'explorer. Dans
les renseignements fournis par les personnes présentes, parmi
lesquelles ses parents, je ne trouvai aucun antécédent qui pût
expliquer l'accès. Cependant le jeune homme était considéré
comme très-nerveux et très-délicat de santé : je plaçai sur le cœur
le pôle zinc de la batterie trempé dans du vinaigre pur, et le pôle

cuivre dans l'une des mains : instantanément le jeune homme revint à lui-même, bien brisé, accablé, la tête lourde, mais enfin toute manifestation inquiétante avait disparu.

ATTAQUE HYSTÉRIQUE.

Dans une troisième circonstance, je fus appelé près d'une jeune femme en condition. Sa maîtresse était rentrée, avait sonné vainement, dut faire forcer la porte, et trouva cette femme étendue, sans vie apparente, dans la cuisine. On tenta par tous les excitants à la ramener. On y réussit à moitié. Je la trouvai étendue sur un lit tout habillée, respirant haut et fort, la figure et la tête d'une rougeur congestive, le pouls plein, mais parfaitement insensible aux piqûres et à l'exploration la plus complète. On l'avait portée inerte de la cuisine au lit; elle avait eu quelques contractions spasmodiques. On m'apprit que cette femme, depuis quelque temps, était dans une grande exaltation dont l'ambition était la base ; que se croyant enceinte, elle prenait force bains de pieds à la moutarde, pour rappeler le sang périodique, qui était en retard de quinze jours, et qu'aujourd'hui, sans qu'on y ait pris garde, elle avait mis ses pieds à l'eau après le déjeûner qu'elle disait n'avoir pas pris. Je promenai sur diverses parties de son corps une petite pile de 30 éléments trempée dans du vinaigre qui ne produisit point d'effet; quand j'imaginai de placer le pôle zinc sur le sein gauche très-tuméfié, et le pôle cuivre au cou, au devant du sterno-mastoïdien, elle fit un geste brusque pour écarter la pile, ouvrit les yeux, me regarda sans me reconnaître, toutefois, et sans savoir où elle se trouvait ; puis éclata en sanglots, invoquant la mort, sans répondre à aucune question. J'avais retiré l'appareil et le plaçai sur sa tête : le pôle zinc au front, le pôle cuivre dans la nuque, le mieux qu'on pût, à cause de l'embarras des cheveux. Elle ressentit vivement cette application, se réveilla cette fois de ce demi-délire, me reconnut, donna des témoignages affectueux à sa maîtresse, et se trouva ainsi à son état normal. Le moyen était beaucoup plus faible que dans les autres circonstances précitées. Pour moi, le succès fût tout aussi net, tout aussi prompt, quoiqu'il y eût bien des différences dans l'évolution des symptômes. Chez les deux femmes, la pression des ovaires ne donnait lieu à aucun phénomène spasmodique. Malgré cette circonstance, ces accès rentraient dans le groupe hystérique, d'après les antécédents, et surtout l'oppression et l'étouffement qui accompagnaient les accès et leur survivaient.

Cette action instantanée est un fait extrêmement général dans les applications du courant à ce que j'appellerais l'*acuité*, dans les phénomènes morbides, qu'ils soient de date récente, momentanés ou de plus ou moins de durée. Dans le phénomène douleur, cette action immédiate est un immense bienfait, en tant que (il s'agit ici du courant continu) la douleur descend instantanément de sa plus haute acuité à un degré très-supportable. Dans les coliques de plomb les plus atroces, cet effet ne m'a jamais manqué. Ce n'est pas à dire que les coliques soient enlevées comme par enchantement. Dans les névralgies intercostales, dans la pleurodynie, et généralement dans toute espèce de névralgie simple ou rhumatismale, cette instantanéité d'action du courant continu mérite d'autant plus d'attention, que le premier succès partiel nous rend involontairement exigeants envers le remède. S'il a pu modifier aussi promptement un état souvent intolérable, il semble que rien ne serait plus facile que de dissiper la douleur plus supportable et reposant sur une modification bien plus faible de la sensibilité. La ténacité pendant des jours et des semaines, les rechutes faciles au début de la guérison, prouvent surabondamment que notre raisonnement est fautif; que la douleur est un phénomène plus complexe que cela ne paraît au premier abord, et qu'il faut en général modifier d'une manière plus ou moins permanente les nerfs affectés pour leur faire perdre l'habitude morbide qu'ils ont contractée.

PARALYSIE DES ÉCRIVAINS. — COURANT VOLTAIQUE INTERROMPU.

M. B., âgé de 29 ans, sujet nerveux, sec, élancé, d'une santé satisfaisante, vivant régulièrement, ne s'exposant à aucune intempérie, jouissant d'un certain bien-être, écrit depuis 12 ans, et finalement en qualité de comptable. Il écrit très-vite, et s'aperçoit en février 1856 de crispations dans les doigts ; les tendons se raidissaient, dit-il. Bientôt il ne peut plus écrire, et enfin il ne peut plus signer, dernier terme.

Cette évolution dura, depuis son début, six semaines.

Il a depuis un an épuisé la plupart des médicaments stimulants, et alla consulter M. D., qui l'électrisa avec son appareil pendant plusieurs séances, au dire du malade, avec une force modérée. Il n'y eut aucun changement.

Le 16 mars 1857, il me montre son bras droit qui est extérieurement dans le même état que le gauche. Les doigts répondent tous parfaitement à la contraction séparée de chacun des muscles. Il éprouve un sentiment de faiblesse dans les trois premiers doigts et au niveau du poignet ; mais il n'a ni douleur ni crampe (ce qui est général). Toutefois, au moment où il saisit la plume, il *semble* que les trois doigts se rétractent et paralysent ainsi l'action volontaire qui dirige la plume. — Le crayon, un canif, un couteau tenus dans la position pour écrire, produisent les mêmes effets. Et tout ce qu'il faut faire, avec *toute autre position* des doigts, il l'exécute sans peine aucune. D'ailleurs, aucun changement dans la sensibilité de la peau.

Je le décidai à me griffonner son nom ; mais il ne put achever le B : la plume resta inerte au premier trait. — J'étais fixé. —

« Ayant vu échouer les boîtes, je ne me soucie pas, dit-il, de perdre encore une fois mon temps à cela. » J'eus beau lui montrer les appareils de Gaiffe et de Legendre, comme différents de celui qu'il connaissait, il persista dans son refus. Je ne demandais que cette occasion d'essayer, en pareil cas, le courant voltaïque interrompu, après avoir *lu* et *vu* les tristes et légitimes pronostics dictés par les insuccès des courants induits.

Je disposai, selon l'habitude, les deux batteries de 60 éléments sur la tige conductrice fixée au mur. Les pôles opposés en regard les uns des autres ; le courant ainsi disposé en *tension*, j'amenai le cuivre dans le mouvement interrupteur, garni à son extrémité d'une éponge humide, le zinc dans un conducteur fin explorateur et opérateur, muni d'une éponge humide. Je parvins sans peine à isoler l'action le mieux possible dans les trois doigts lésés : l'index, le médius et le pouce. Le pôle zinc est promené, l'autre pôle demeure fixe. Je fis l'opération de 5 minutes, et après la seconde visite, il signa ; après la sixième, il m'a écrit deux lignes avec la date que j'ai là sous mes yeux.

Au bout de 15 séances, il s'absenta un mois pour un voyage, puis revint n'ayant rien perdu. Il eut encore 6 séances, après quoi il quitta la France pour s'établir à Constantinople. Il quitta Paris en jouissant pleinement de l'usage de ses doigts. — Je ne connais pas dans la science deux exemples de ce genre. — Stromeyer cite une paralysie du pouce chez un pianiste, quand il touchait du piano ; je vais donner une courte observation de ce genre. Romberg a rencontré le même genre de paralysie chez un cloutier qui ne pouvait tenir son marteau. Stromeyer pratiquait la ténotomie ; cette opération dans les cas de paralysie de ce genre a réussi, dit-il, exceptionnellement. Dans plusieurs opérations faites devant Romberg, l'opération de Dieffenbach (généralisée par M. J. Guérin) resta sans aucun effet. — Cette maladie est une espèce dont les variétés connues aujourd'hui sont déjà au nombre de quatre ou cinq.

La dénomination de paralysie des écrivains ne se rapporte donc plus à une localisation spéciale, unique, dans les doigts paralysés, si tant est que ce soit le moins du monde une paralysie au lieu d'une *contracture* intermittente *sui generis*, comme nous le prouverons ailleurs.

PARALYSIE DES ÉCRIVAINS (D'UN PIANISTE).

En février 1858, un célèbre pianiste, au moment de répéter ses morceaux sur son piano, pour un concert, L...F. me pria de le délivrer d'une infirmité qui allait compromettre toute sa gloire.

Subitement il s'aperçut, il y a quelques jours, après avoir fait résonner quelques notes, que son annulaire droit, après avoir été contracté pour presser ou frapper une touche, demeurait replié dans la main, et qu'il fallait un immense effort pour l'ouvrir, effort qui lui réussissait une fois sur dix. Il ne demeurait pas seulement tel qu'il l'avait volontairement disposé, mi-contracté, espèce de catalepsie digitale, il se rétractait un peu, de sorte qu'il ne pouvait servir d'aucune manière.

Grâce à notre affectueuse relation, je l'étudiai de bien près et l'observai souvent. Le poignet n'était pas affecté, ni aucune autre partie de la main. — L. est, à la vérité, l'être le plus nerveux que je connaisse, et c'est presque le désigner que de dire qu'il a, dans ses moments de grande agitation, auxquels je ne connais aucune trève bien sensible, autant de tics que de muscles.

Je lui ai appliqué le courant continu, à cause de son état général; mais c'était pour lui trop d'embarras. J'employai, comme précédemment, le courant interrompu des batteries, et après la quatrième séance il put donner un concert dont le succès, selon son plaisant aveu public, était d'origine électrique. Il se fatigua de nouveau à l'occasion d'une grande composition, mais la rétraction n'arriva plus; il n'y eut qu'un peu de raideur. — Il travaille beaucoup, sans en souffrir, depuis un an.

NÉVROSE STOMACALE.

Madame ..., fille d'un professeur d'une école secondaire de médecine, agée de 27 ans, mariée depuis sept ans, mère d'un enfant, eut il y a douze ans une scarlatine suivie de rhumatisme articulaire. Depuis cette époque elle est sujette à des crampes d'estomac, surtout aux périodes menstruelles.

Les moyens ordinaires réussissaient peu à la calmer ; cette sensation , au dire du père, était plutôt une gêne très-vive qu'une douleur proprement dite.

Au printemps 1855, après une course un peu forcée, elle fut prise de crampes d'estomac extrêmement violentes, revenant chaque jour et durant 5 à 6 heures. Le sulfate, le valérianate de quinine, le chloroforme, les opiacés, etc., rien ne réussissait. Enfin au bout de huit jours survint un peu de calme. Depuis un an ces crampes revenaient surtout à certains intervalles. Depuis trois mois, la malade était assez bien.

Il y a trois semaines, une nouvelle attaque est venue la tourmenter. La persistance de la douleur *fit supposer* à un médecin des calculs biliaires, d'autant plus que la malade jaunissait pendant les crises. On lui donna la potion de Durande. Il est certain à présent qu'elle ne jaunit pas, que l'urine n'a jamais renfermé de bile. On supposa donc une névrose chez ce sujet d'ailleurs très-nerveux.

C'est dans ces conditions que le père s'adressa à moi par une lettre, le 7 avril 1856.

Depuis la dernière secousse, il y a trois semaines, il lui reste une prostration des forces telle, qu'elle est obligée de se faire violence pour vaquer à ses occupations d'intérieur ; elle digère bien.

Je prescris : pile de 30 éléments larges du cou à l'épigastre ; pile de 24 éléments longs sur l'épine dorsale. Augmenter le vinaigre graduellement depuis 1⁄4 à 3⁄4.

Le 15 octobre j'apprends par lettre que, depuis le moment d'application du traitement, il n'est survenu aucune crise.

De temps à autre il survient quelques tiraillements, quelques petites crampes sourdes. Ces accidents ont pour cause des pertes blanches. A cet effet on donne des toniques.

Le teint et l'appétit sont revenus, dit le père. Elle va en soirée, danse, et vit enfin comme tout le monde.

La malade a porté les appareils neuf mois. Elle ne souffre plus. La malade a fait une couche, au moins, depuis cette époque. Elle a souffert pendant les premiers mois de la grossesse, mais des courants plus énergiques sont contre-indiqués dans cet état.

NÉVROSE HYSTÉRIFORME.

M. D..., type de sujet nerveux. Dans son enfance il était d'une irrascibilité extraordinaire, avec le meilleur naturel du monde; sa vie très-active, très-occupée, fut toujours accompagnée d'excès en tous genre; son corps est très bien développé, son expression celle de la santé même. Il fut atteint de maux de tête, en 1855, occupant tout le sommet, avec chaleur inusitée, développement de pellicules, chute des cheveux. Cette névralgie fut d'une grande ténacité, continue avec exacerbations. En 1856 le mal de tête disparaît spontanément et il est remplacé par une constriction cervicale permanente. La constriction se transforma en une sensation de strangulation, qui en réalité le menaçait, dit-il, d'asphyxie au moment de violents accès. Cette affection avait été combattue inutilement par une foule de moyens pendant deux ans. Le malade vint me voir le 10 janvier 1858. Son désespoir était bien grand. Il ne me parlait que de suicide. — Toutes les fonctions étaient bonnes. Constipation. Souffle chlorotique. Il avait la sensation d'un collier de fer; des douleurs spécialement pénibles dans la profondeur de la région du sternum. Depuis quelque temps les accès étaient fré-

quents : Il passait des journées au lit dans l'état d'exaltation
cérébrale d'un homme qui se sent étouffer par un collier
qu'on resserre comme les coulants d'une bourse. Je le vis le
10 au soir dans cet état, et il était difficile d'affirmer qu'il n'é-
toufferait pas dans une crise semblable : on ignore à cet égard la
différence qui existe entre la sensation transmise par les nerfs
par le fait d'une constriction objective ou toute subjective. L'é-
tat n'était comparable qu'à l'angine de poitrine, ou en défini-
tive les individus finissent par mourir, on ne sait comment.

Je lui prescrivis une pile de 24 éléments larges, depuis le
cou jusqu'à l'épigastre. Trempée matin et soir dans 1/2 eau
1/2 vinaigre.

Du jour au lendemain, la maladie se localisa exclusivement
dans le cou : la région sternale devint libre. Pas d'accès de
strangulation. J'observai le malade huit jours ; la constriction
avait diminué, mais non disparu. Je lui fis porter un collier de
8 éléments — décomposant très-abondamment l'eau — 1/2 eau
1/2 vinaigre. En 24 heures le cou fut complétement libre et
aussitôt apparut dans le ventre une douleur fixée dans la région du nombril ; de la diarrhée ; trois à quatre selles par jour.
Je calmai quelques-uns de ces effets avec une pile large de 24
éléments en ceinture. Toutefois une grande susceptibilité abdominale, une prédisposition aux diarrhées par les temps humides, résista longtemps ; le sujet vit un peu trop librement,
j'ai hâte de l'ajouter ; jamais le mal ne remonta depuis. Il
garda le collier et la pile sternale, que je lui fis porter avec la
même pensée que l'enfant qui garde son coin, dans le jeu des
quatre coins. Quelquefois il éprouvait des sensations semblables
à une flèche qui monterait de la vessie, par la ligne blanche,
pour sortir ou expirer à l'arrière gorge. Souvent il faisait de
véritables sauts de carpe en marchant, sans prévoir ni domi-
ner ce spasme des extrémités.

Les opiacés, qui lui avaient été si contraires avant le traitement électrique, le soulageaient parfois dans les diarrhées. Le

fer d'abord avec le quinquina, puis le dernier seul, ont amélioré sa *santé générale* au point que, mis en présence d'une de ses lettres désespérées, il n'y put croire après quinze mois. Après trois mois il ne porta plus les piles sternale et cervicale que la nuit. Au bout de quatre mois il cessa d'en faire usage.

NÉVROSE HYSTÉRIFORME.

M..., marchand ébéniste, 38 ans, d'un tempérament peu prononcé, mais plus lymphatique que sanguin, a passé une grande partie de son existence dans les privations alimentaires, mais usant néanmoins, comme la plupart des jeunes ouvriers de la capitale, très-largement des femmes; il fit, il y a une quinze d'années, un mariage d'inclination. De son propre aveu, il a eu des rapports très-assidus. Ce n'est que dans ces deux dernières années qu'il a commencé à se bien nourrir. Je connais le sujet depuis 1856, et il ne s'est plaint que très-incidemment de maux de tête. En mars, 1857, il tomba sans connaissance dans la rue; on le porta dans une maison proche et là, un médecin appelé à la hâte, le fit revenir. Le lendemain, au domicile du malade, il lui prescrivit des sangsues à l'anus. Les maux de tête, à dater de ce moment, prirent un caractère tenace et permanent dans les régions frontale et occipitale. Les fonctions digestives se troublèrent de plus en plus. Anorexie. Un second médecin proposa des purgations répétées. Nouvelle aggravation des premiers symptômes. Etourdissements fréquents.

En juillet, 1858, il me fit demander par sa femme de lui donner des soins, ayant renoncé à des applications de sangsues, à des purgations nombreuses et à la manière d'envisager sa maladie des deux confrères très-honorables qui l'avaient soigné.

Au premier aspect, je fus frappé de l'air hébété de cet homme qui avait toujours eu l'esprit assez éveillé. Il s'excuse de n'avoir pu venir, et ce, du ton le plus embarrassé du monde. D'abord, il m'apprend que dans la rue il est pris d'anxiété, de peur, aussitôt qu'il s'y sent seul (c'est-à-dire sans sa femme), que l'étourdissement ne manque jamais de lui survenir, et qu'alors il perd connaissance complétement. D'autre part, il ne peut plus aller voir ses pratiques, parce qu'il ne se rappelle de rien et dit des bêtises en affaires. — Il est honteux d'avouer son état de santé. Tous les hommes hystériques en sont là. — Ils s'excusent, s'embarrassent. J'en ai jugé quelques-uns à la première phrase.

Le ventre lui cause une gêne continuelle. Outre le manque d'appétit, le peu qu'il mange lui pèse. Il est constipé, le ventre ballonné, a des borborygmes, des éructations fréquentes. Les désirs sexuels sont ardents, mais leur satisfaction l'épuise et aggrave tous les symptômes cérébraux, stomacaux, spinaux ; car, après, il se tient plus mal sur ses jambes sans cesse prêtes à fléchir. Bourdonnement d'oreilles. Vue faible et indécise.

Ses forces ont en général bien diminué, mais le sujet n'a pas maigri ; la figure est injectée, les yeux ont une expression fébrile. Sommeil agité ; rêvasseries confuses. Souffle intense à la pointe et dans les carotides.

Je supposais que, prise au début pour de l'épuisement malgré l'apparence de santé florissante, la maladie n'en serait pas là. Aussi, le sujet fut traité pour ses symptômes nerveux, et pour son anémie primitive.

Rôtis. Bordeaux. Eau d'Auteuil (ferrugineuse et doucement laxative). Fer réduit. Tisane de macération de quinquina rouge à froid. Pile portative de 30 éléments larges du front à la nuque, en renversant matin et soir les pôles, lors de l'immersion dans 1⟋3 vinaigre 2⟋3 d'eau.

Dès le huitième jour, les étourdissements avaient bien diminué. L'appétit était parfaitement revenu.

Les bourdonnements persistant, aux deux pôles furent attachés des fils munis de petites éponges conduisant le courant dans les oreilles. Le lendemain, amélioration sensible.

Le 1⟋3 vinaigre fut remplacé par 2⟋3. Il s'était assez maladroitement brûlé les oreilles avec le fil métallique nu ; de sorte que, le 20 juillet, il cessa de porter les fils conducteurs et n'en eut plus besoin. Le plus long à revenir ce fut la mémoire ; cependant, dès la Toussaint, il eut la force de sortir seul, d'aller prendre une commande, et s'acquitta fort bien de la besogne.

L'état général était bien amélioré. La modération que je lui avais imposée n'était plus aussi nécessaire. Le lendemain, il ne s'en ressentait en aucune façon. L'appétit, le sommeil étaient devenus presque excessifs.

Je cessai de le voir régulièrement. Vers la fin de novembre, il me fait demander. Les étourdissements étaient revenus, ainsi que les maux de tête, l'incertitude dans la marche. Cependant, rien encore n'était changé dans le traitement : il continuait comme par le passé, à tremper la pile m. et s. dans le vinaigre. Seulement, ajouta-t-il, autrefois elle me brûlait au travers d'un linge trop mince, et à présent elle ne me brûle plus *à nu*, ni sous le pôle cuivre, ni sous le zinc. Et puis elle ne m'occasionne plus ces étincelles au moment où je fixe la pile.

Je l'examinai et je m'aperçus que les fils de zinc étaient rongés aux soudures, ce qui entraîne un nombre considérable d'interruptions dans le circuit, et partant l'absence de toute espèce de courant.

Je fis remplacer l'appareil détérioré dès le lendemain, et bientôt le malade se sentit soulagé d'une manière très-satisfaisante.

Il reprit de l'assurance, vaqua à ses occupations avec la présence d'esprit nécessaire.

Je le revis trois ou quatre fois dans l'intervalle d'un mois ; après quoi je restai quatre mois sans en entendre parler. Une lettre, à cette époque, m'appela de nouveau près de lui. Une légère rechute s'était manifestée. J'examinai l'appareil, et je le trouvai dans le plus mauvais état possible. Le malade lui-même cette fois s'en était aperçu. Je le fis changer une seconde fois, et depuis ce moment l'appareil est porté seulement la nuit; pendant les premiers mois, tous les soirs, et depuis, de temps en temps, alors qu'il se manifeste quelques symptômes gênants pour son travail.

Sa vie est redevenue ce qu'elle était, avec cette différence que la plupart des fonctions plastiques s'accomplissent plus complétement.

INCONTINENCE D'URINE. — PARALYSIE PARTIELLE DE LA VESSIE.

Le 1er novembre 1856, je fus consulté par une dame étrangère, âgée de soixante ans, qui vivait à Paris dans une grande famille, et à laquelle une pénible infirmité rendait la vie insupportable. En effet, toutes les deux à trois heures, elle était obligée de satisfaire un besoin d'uriner qui ne souffrait aucun retard. A l'Opéra, dans un salon, elle endurait des tortures pour ne point uriner dans sa chemise, ce que d'ordinaire elle ne pouvait éviter, lorsqu'elle était hors de chez elle. Il en résultait pour elle la gêne et l'embarras le plus grands à la pensée seule que l'odeur transpirât de dessous ses vêtements. La nuit, elle se levait quatre et cinq fois, quelquefois six, pour satisfaire un impérieux besoin qui la réveillait. Je ne puis douter d'après les renseignements que j'ai pu surprendre, qu'elle était parvenue, à force de volonté seulement, à ce que le cerveau exerçât un grand empire sur les nerfs de la vessie pour l'empêcher d'uriner dans son lit, ce qu'elle redoutait au delà de toute expression. Un grand sentiment religieux a seul pu empêcher cette femme de se suicider, de son propre aveu. Cette maladie était devenue l'objet de toute sa préoccupation, et assurément, si cette dame avait pris l'allure d'une hypochondriaque, du moins, au lieu d'aggraver son état, lui avait-elle imprimé quelques heureuses modifications.

Veuve à l'âge de vingt-cinq ans, une seule couche sans diffi-culté ; aucune maladie antérieure qui pût se rattacher à cette infirmité ; aucune trace de calcul ni de gravelle ; des urines claires assez abondantes, exemptes de tout principe anormal. Toutes les autres fonctions étaient régulières. Des soins de tout genre lui avaient été prodigués ; on l'avait aussi soumise à un traitement hydrothérapique.

J'employais les deux batteries : à l'aide d'un fil conducteur, j'attachais le pôle cuivre à une sonde en argent que j'introdui-sais dans la vessie et que j'y maintenais ; à l'aide de l'autre fil, j'amenais le pôle zinc sur une éponge mouillée que je plaçais sur la symphise du pubis, et qui était maintenu par une cein-ture. L'opération était de cinq minutes. Dès la première nuit, la malade ne se leva que deux fois. Le lendemain ayant essayé de lui introduire le courant en sens inverse, c'est-à-dire le pôle zinc dans la vessie, je dus y renoncer à cause de la grande douleur que réveilla cette *quantité*. Je continuais l'opération dans les condi-tions de la veille, et je réussis, au bout de huit séances, à ce que la malade n'urinât plus qu'une fois la nuit ; le jour et le soir, elle n'était plus incommodée. Je pensai devoir adminis-trer ce même courant d'une manière intermittente, et je dois dire que cela ne changea rien à l'état de cette dame, qui s'est maintenu tel pendant deux ans, époque depuis laquelle je ne l'ai plus revue. Le traitement avait produit son principal effet dans la première séance. Ce que je pus obtenir dans les quel-ques séances suivantes est minime relativement. La dame ne put pas continuer le traitement au delà, ce qui ne permet pas d'affirmer s'il eût été possible ou non de la guérir complète-ment.

ASTHME.

1.

Le 10 décembre 1856, je reçus la visite d'un vieillard de
soixante-quinze ans, le comte D... Il était horriblement essouf-
flé pour avoir monté quelques marches; s'assit dans un fauteuil, en reprenant haleine avec d'énergiques inspirations, sans
parler, me désignant du geste sa poitrine oppressée, et à
ces symptômes s'ajoutait une figure cyanosée. S'étant remis
peu à peu, ce digne homme m'exposa qu'il avait les jambes
enflées, la poitrine oppressée depuis deux ans, et que ce dernier symptôme surtout était arrivé à son summum, au point
de lui rendre la vie impossible; que d'ailleurs il ne prétendait
pas guérir de sa maladie du cœur, mais être soulagé dans ces
accès d'*asthme* qui dans les moments de rémission n'étaient
pas beaucoup moindres. Il passe la nuit assis dans son lit, digère bien, urine quelquefois du sang. Bronchite. Insuffisance
mitrale (au moins), avec bruit de râpe, maximum à la pointe
que j'arrivai bientôt à entendre à quelque distance de la poitrine. Plus de bruits du cœur distincts en aucun point. Mon
pronostic ne fut pas long à établir, et tout traitement me parut contre-indiqué.

Or, le malade mit une insistance telle que je dus céder, me
promettant bien de ne faire qu'une concession apparente. Je lui
posai pile large n° 2, 24 éléments 1[4 vinaigre 3[4 d'eau sur
la région sternale. Le lendemain je fus le voir et demeurai stu-
péfait, en apprenant, de sa bouche, que l'asthme avait disparu.
Cependant le pouls, hélas! était le même; il marquait 3, 4 pul-
sations, puis il frappait plein, large contre mon doigt avec
une force que n'expliquait que trop une vaste hypertrophie. —
A dater de ce moment, et pendant dix-huit mois, il ne survint
plus d'asthme. Il porta la pile quatre mois par précaution. Le

malade mourut, après avoir longtemps et publiquement reconnu le service que je lui avais rendu.

2.

P..., garçon de restaurant, âgé de trente-quatre ans, constitution frêle et nerveuse, fut atteint, en 1845, d'une fièvre typhoïde dans laquelle les symptômes pectoraux avaient fortement prédominé. Après la fièvre, il subsista une gêne respiratoire qui alla en augmentant. Buvant et fumant beaucoup
trop, de son aveu, il eut de temps en temps des accès d'asthme.
Par une évolution lente et successive, il arriva, en avril
1857, à des accès réguliers tous les huit jours. De deux à
six heures du matin, il était sous l'imminence de l'asphyxie. Il
restait malade au lit pendant deux jours, assoupi, épuisé, sans
proférer une parole. Au mois d'août, l'accès le saisit régulièrement tous les samedis à deux heures du matin. Il avait une
bronchite avec emphysème général. Une expectoration difficile.

Ce garçon vivait au milieu de médecins compétents, et nous
intéressait tous depuis bien des années. On usa de tout, y compris le sulfate de quinine. Rien ne changea. Mon ami, M. Ch. Robin, témoin de plusieurs des succès obtenus avec le courant continu, appliqué d'une manière permanente et à dose modérée,
le décida, à venir me consulter.

Le 1er novembre 1857, il me donna sa poitrine à examiner,
et sauf un peu d'hypertrophie du cœur, je ne constatai que son
emphysème avec bronchite, un développement anormal du système veineux de la face et du cou, un essoufflement très-grand,
la voix étouffée. Depuis quinze jours, il ne peut plus faire aucun service, et il renonce à ses habitudes, ce qui n'est pas le
moindre de ses maux. Pile large 30 éléments sur la poitrine, du
sternum à l'épigastre, 2|3 vinaigre 1|3 eau. La suffocation dis-
parut dans la soirée, c'est-à-dire après quatre heures d'appli-

cation ; il expectora avec une grande facilité. Le malade se trouva tellement soulagé qu'il reprit son service et ses habitudes, et qu'au bout de deux mois il n'avait pas eu d'accès ; il n'a pas quitté l'appareil tout ce temps. La voix était dégagée, et il la faisait puissamment résonner dans toute la maison, sans obstacle.

Depuis janvier 1858, il a quelquefois encore de l'embarras dans la respiration, mais plus d'accès. Malheureusement l'empire de ses habitudes funestes est tel que je m'attends bien à quelque grave rechute tôt ou tard.

Je possède plusieurs observations incomplètes, où je n'ai vu les malades qu'une ou deux fois ; ce qu'il m'est demeuré de plus certain, dans l'esprit, c'est que, dans ces diverses circonstances, l'expectoration était devenue facile du jour au lendemain, et que la respiration avait été dégagée d'une manière satisfaisante pour les malades.

J'ai d'autre part à signaler l'insuccès complet chez deux *pneumatiques* tourmentés par les gaz d'une manière très-pénible. L'un d'eux, arrivé au summun de l'hypochondrie, m'a vivement intéressé. Malheureusement l'état mental qui s'était développé chez lui, l'avait rendu aussi crédule pour le surnaturel que rebelle au raisonnement. On l'avait abusé souvent, mais il ne faut pas perdre de vue que l'électricité n'est pas *un* médicament ; qu'il est nombre de manières de l'administrer ; c'est grâce à ses variétés d'application qu'elle représente un grand nombre de médicaments doués des propriétés les plus opposées. Or, il avait pour tout traitement porté plusieurs piles à courant continu faible.

NÉVROSE DU GRAND SYMPATHIQUE.

Madame K..., quarante ans, de constitution nerveuse, douée d'intelligence et d'une certaine instruction, luttant sérieusement et avec résignation contre les difficultés de la vie, mère de plusieurs enfants, menant une existence médiocre, retirée, fut atteinte du choléra en août 1854, à l'époque de ses règles. Les symptômes abdominaux prédominaient de beaucoup. Remise de cet état, elle y retomba le mois suivant à l'occasion d'un mouvement cataménial. Dans les deux circonstances l'hémorrhagie se fit mal, difficilement et insuffisamment. Retirée encore des phénomènes aigus, elle resta, à dater de ce moment, dans la situation la plus pénible.

Dépérissement, inappétence, insomnie, dépression morale, impressionnabilité extrême, idées noires, tristesse, langueur de tous les phénomènes de la vie végétative; affaiblissement.

A ces symptômes, s'ajouta bientôt un mouvement fébrile, à pouls petit, serré, déprimé, débutant par un frisson le matin à six ou sept heures, suivi au bout d'une heure de chaleur avec transpiration, jusqu'à midi, où peu à peu les phénomènes se dissipaient. Cet état durait depuis huit à dix jours avant les règles jusqu'au huitième jour après. Dans l'intervalle, les phénomènes morbides signalés persévéraient, mais dans une proportion moindre. Aussi la malade, dans un mois, passait de quinze à vingt jours au lit, jusqu'à midi, pour se recoucher à sept ou huit heures, et le reste du temps dans un fauteuil, les jambes tremblantes, agitées, et se refusant au plus léger exercice.

La tête était faible, la mémoire défaillante, la physionomie douloureusement affectée, les yeux animés du feu des fièvres lentes liées aux lésions profondes. Je la vis dans cet état, qui me parut assez sérieux pour que j'aie cru devoir appeler à mon aide le concours éclairé et affectueux de M. Pidoux. Nous eûmes bien de la peine à persuader à la malade que son marasme n'était pas l'effet d'une phthisie pulmonaire, malgré la parfaite intégrité des organes de la respiration tant elle dépérissait.

Nous prescrivîmes des toniques, de l'extrait de noix vomique associé à de l'extrait mou de kina. Bains de gélatine.

Pour nous, il y avait névrose rayonnant du centre ganglionnaire de l'appareil ovarique sur l'axe cérébro-spinal tout entier.

Une rémission partielle, passagère, longue à venir, difficile à se consolider, survint au bout de quelques mois. Toutefois cet état d'amélioration ne se soutint pas.

Bien des confrères furent consultés, bien des avis furent émis. Le diagnostic restait *au fond* le même.

Après un temps assez long, je revis la malade dans cet état. L'excellent professeur de physiologie de la Faculté, mon ami vénéré M. Longet, conseilla à la malade de *tenter* les piles Pulvermacher.

A cette époque, cette initiative me décida à les appliquer méthodiquement et avec le concours du physicien qui, en les inventant, avait dû, mieux que personne, en préciser les conditions d'application. Le 15 février 1856, on fit une première application de la pile portative. L'excitation nerveuse était extrême, l'épuisement des forces complet, j'appliquai, 1° une pile longue de 24 éléments sur le dos ; 2° pile large de 24 éléments sur le sternum et l'épigastre. Dès la première nuit, la malade dormit six heures d'un sommeil de *plomb* (son mot). Dès le second jour, encouragée, elle mangea des viandes noires. Non-seulement l'oppression épigastrique disparut, mais la malade digéra. Le troisième jour j'ajoutais une pile de 30 éléments sur chaque cuisse, en spirale, le tout trempé dans 1|3 vinaigre et 2|3 d'eau, appliqué nuit et jour, nettoyé et trempé matin et soir. Les forces revinrent dans les jambes promptement. Le mouvement fébrile disparut.

Le sommeil fut de douze heures entières. La période menstruelle devint facile, quoique encore environnée de circonstances qui rappelaient les phénomènes antérieurs.

La malade, pendant quatre mois, alla de mieux en mieux. Le moral se releva. A l'indifférence profonde succéda l'intérêt aux choses de la vie, au ménage. Elle fit des promenades, put monter et descendre des escaliers élevés.

Je voulus amener la malade à l'application passagère des courants interrompus pour réveiller et *secouer* le système nerveux; elle ne put s'y décider. Cependant les piles s'usaient. La malade négligea de les remplacer et elle retomba dans un certain abattement physique. Les bains de mer achevèrent le rétablissement, qu'un peu plus de soins, moins d'abandon, conséquence de la satisfaction de la malade, qui se vit sauvée, eussent pu amener bien plus tôt. — Toutefois, dans ce cas (et dans tous les cas), un changement d'air devait lui être grandement favorable, ainsi qu'elle l'a constaté au bout de la première heure d'éloignement de la zone de Paris.

SURDITÉ.

Méthode de traitement par les courants continu et interrompu.

(1ʳᵉ observation.)

Le 1ᵉʳ avril 1856, on me présenta un instituteur étranger, atteint depuis dix-neuf mois d'une surdité presque absolue à l'oreille gauche, extrêmement prononcée à l'oreille droite. Cet homme, il y a vingt mois, s'était baigné comme d'habitude; il plongea, et le lendemain entendit difficilement. La surdité augmenta rapidement, au point de le forcer à renoncer à sa position d'instituteur. A dater de ce moment, il consulta tous les médecins du pays, et, voyant tout échouer, il se rendit à Berlin, où il se fit examiner entre autres par Kramer. Au dire du malade, les médecins de Berlin le déclarèrent incurable. On conseilla à cet infortuné de chercher sa guérison à Londres. C'est de là qu'il m'arriva dans l'état suivant :

Sujet nerveux, maigre, pas d'antécédents de famille. Une sœur *déformée*, en traitement à l'établissement de M. Berend, à Berlin.

Il est muni d'un cornet acoustique à coulisse, qu'il ouvre

dans une longueur d'un pied. Il entend alors assez distinctement de l'oreille droite. A l'oreille gauche, la parole lui produit
l'effet d'un bourdonnement. Il n'entend ni cloches, ni voitures,
ni musique. La montre sur le temporal et devant le pavillon
gauche ne produit rien; au pavillon droit il entend, sur le
temporal vaguement. Le spéculum ne dénote rien. Il y a bien
du cérumen; mais après la curation, il n'entend pas davantage. Je m'assurai bien que, même à 1 centimètre de distance
il n'entendait pas de la meilleure de ses oreilles.

Je lui prescrivis courant continu, amené par des éponges
humides au fond des oreilles, provenant d'une pile placée en
fronde ou mentonnière ; 30 éléments, 1⁄3 d'eau, 2⁄3 de
vinaigre. Renouveler l'excitateur deux fois par jour; mouiller
les éponges toutes les heures, en les trempant dans un peu
d'eau, sans changer l'appareil de place. A la première application, il fut très-ébloui par des étincelles, pendant un instant. Je suis convaincu que, cette perception a lieu le plus souvent au moment de quelque interruption plus ou moins complète. L'intercalation du voltamètre dans le circuit m'a démontré que la pile étant en pleine activité le courant demeure insensible. La sensation lumineuse est nulle le plus souvent. Ensuite il éprouva une sensation de brûlure dans les oreilles, et
surtout au pôle zinc, qui fut placé à droite.

Après trois jours de cette application, ne voyant aucun
effet, je lui fis alterner le sens du courant ; le matin, par
exemple, le zinc à droite; le soir, lors de l'immersion dans
l'excitateur, le zinc à gauche.

Au bout de trois jours de ces alternances, même résultat négatif. Je songeai alors à faire intervenir le courant-interrompu
du même appareil, à l'aide de l'interrupteur à main.

Courant interrompu. — Procédé.

A cet effet, je fais passer le courant directement par une oreille, 1° en introduisant un cathéter dans la trompe d'Eustache. D'autre part, 2° un pinceau métallique dans l'oreille correspondante — la pile, attachée au pinceau, par l'un des pôles ; à l'interrupteur, par l'autre pôle ; je maintiens avec la main, la sonde (ou cathéter) et je la fais communiquer avec l'interrupteur.

Tous ces rapports sont métalliques et en état de parfaite conductibilité. Avec un mouvement du pouce, je mets l'aiguille de l'interrupteur en mouvement.

La première sensation est un peu étrange ; les étincelles sont aussi nombreuses que les interruptions, tant qu'elles sont lentes.

Lorsque l'appareil, dans son ensemble, est bien agencé, le malade doit éprouver une sensation lors du passage du courant interrompu, au travers de l'espace qui sépare le pinceau métallique de l'extrémité du cathéter. Cet effet ne manqua pas, et il fut spontanément signalé par le sujet qui indiqua une ligne passant sur l'os malaire. L'interrupteur ayant été quelquefois dérangé dans son mode de fonctionnement, le malade accusait parfaitement l'absence de toute sensation.

Ainsi, il est hors de doute que, par une preuve et une contre-épreuve certaine, on s'assure du passage du courant. Il n'est pas nécessaire toujours, de placer le cathéter dans la trompe. Les filets naso-palatins qui s'y rendent, conduisent très-bien le courant quand la sonde reste au milieu de la narine. — Pour les personnes peu exercées cette remarque est importante. Au bout de deux à trois séances, j'arrivais à cathétériser *très-légèrement*, et sans appuyer sur les trompes de mes malades. Mais j'avoue que, pour chaque malade, il fallut *me faire la main* à cette opération, afin de la rendre peu pénible. Il y a, d'autre part, souvent des différences assez notables entre la position de l'orifice de chacune des trompes. Et, dans ce cas surtout, il faut une grande attention.

Cette pratique du cathétérisme, dont les règles sont bien connues, domine tout le traitement. Si l'on opère d'une main sûre et légère, le malade s'y fait bien. Que l'on cause le moindre mal, auquel viennent se joindre après l'insolite sensation des étincelles, de ces coups de flèche qui se suivent, et le malade se retire vivement, s'écorche, saigne du nez, et demeure découragé au point de ne recommencer qu'à grand'peine, et ce, après quelques jours d'intervalle seulement, qui, au début, font perdre le peu de terrain gagné.

Certes, cette opération est très-bien supportée, à la longue, car les malades les plus délicats arrivent à tenir eux-mêmes tout l'appareil, sonde, interrupteur, pile, pinceau, dans leurs deux mains, et le tout dans la position où je l'ai moi-même placé au début de chaque opération.

Il y a des malades qui causent pendant ce temps. Toutefois, il faut l'éviter, afin de ne pas déranger le cathéter.

Lorsqu'on voit une susceptibilité un peu prononcée dans une narine, on n'y touche pas pendant quelques jours.

Pour diminuer la sensation spéciale du courant et augmenter la conductibilité, on trempe la sonde et le pinceau dans l'eau avant que de les mettre en place ; en outre, à cause du plus facile maniement du pinceau (dans l'oreille), on peut le retirer plusieurs fois, s'il donne une sensation de brûlure, et le mouiller. Le cathéter doit être nu. — Avec une gaîne, il est trop volumineux. Si la sonde est trop fine, la sensation est trop douloureuse. L'éponge au bout de la sonde ne m'a jamais réussi.

J'ai fait également, en cette application, varier le sens du courant, en plaçant le pôle zinc tantôt près du catéther, tantôt près du pinceau métallique. Mais je n'ai pu découvrir aucune influence spéciale, soit dans les deux pôles respectivement, soit dans le fait de l'interversion du courant. On sait d'ailleurs que le courant de ces petites piles n'est aucunement renversé par l'interrupteur que j'emploie. Je me suis en conséquence décidé à faire aboutir le plus de fois possible le pôle zinc au conduit auditif, qui est naturellement moins sensible que les narines et les trompes, à l'action physico-chimique et prépondérante de ce pôle.

Pendant quinze jours, le traitement journalier consista en une séance, variant de 5 à 10 minutes de courant interrompu. Pendant tout le reste des 24 heures, il porta l'appareil de 30 éléments. Il suivit très-ponctuellement la prescription. Une première amélioration devint très-manifeste. Je tentai alors, pendant plusieurs jours, tour à tour, de supprimer l'une des moitiés du traitement : l'amélioration resta stationnaire. Persuadé dès lors que les deux éléments du traitement étaient indispensables, je l'y soumis très-rigoureusement. Voici les détails résumés de ses progrès. — Au bout des quinze premiers jours :

Pour entendre quand on lui parle, il n'ouvre plus qu'aux deux tiers son grand cornet acoustique.

De la même place, au Temple, il entend des voix qu'il n'entendait pas depuis son arrivée à Paris.

Au bout de trois semaines, lui qui eût été écrasé par une voiture sur le pavé, distingue le bruit des voitures sur le macadam. C'est par le corps, si l'on veut, mais cela prouverait que l'organe central était atteint. Au 1er mai, il me dit être incommodé par la multiplicité des bruits qui se succèdent, se croisent et se mêlent dans nos rues.

Afin d'objectiver ces progrès et de les faire passer dans le domaine du contrôle personnel, je me sers de l'interrupteur comme sonomètre. On le met en mouvement et le faisant glisser sur un mètre, je mesure les différentes distances auxquelles on distingue les sons ; le patient tourne le dos à l'appareil qui s'approche et s'éloigne de lui à son insu.

Dans la même pièce, même instrument, même position, pas une notable différence de température : il serait difficile de contrôler plus sûrement, et de se mettre davantage à l'abri des erreurs du malade.

Il entendait (ou sentait) le bruit régulier du mouvement, quand l'appareil en position lui transmettait le courant, à l'aide des deux contacts. Mais le même mouvement d'horlorgerie à 2 centimètres du pavillon de l'oreille, il ne le distinguait pas au début. Il fallut presque le toucher, ce qui complique la question, et expliquait très-bien comment il n'entendait pas le ressort de la montre dans les mêmes conditions.

A mesure qu'il m'indiquait un progrès j'essayais de le contrôler, et nous ne fûmes pas toujours d'accord. En effet, les diverses qualités de son, de bruits, auxquelles il devenait accessible successivement, ne pouvaient être contrôlées avec mon invariable instrument.

Quand il restait stationnaire, je m'en apercevais. Toutefois, par moment, il gagnait 4 à 5 centimètres.

Non-seulement au bout du mois de mai il avait abandonné son cornet, mais il le montrait avec orgueil comme meuble inutile. Qu'on le remarque, il était absolument étranger à la langue française quand il arriva. Au bout de 4 mois, il causait avec moi, et répondait à bien des médecins de Paris, qui l'ont vu chez moi, à des médecins de tous pays, et qui ont dû depuis tenter la méthode. Je l'ai présenté également, un jour, dans le service de M. Rayer et à son assistance.

Un phénomène physiologique bien frappant se produisit : il eut une abondante sécrétion nasale. Il se mouchait peu avant ; depuis les trois premiers mois du traitement il se mouche constamment. Il saignait aussi du nez très-facilement, et quelquefois des oreilles. — Il a les oreilles un peu brûlées, il est vrai, mais le sang vient de la profondeur du conduit, ou ne portent ni les éponges ni le pinceau. L'abondance de la sécrétion du nez l'incommode et me gêne pour les séances.

Il quitta la pile portative le jour, au bout de 6 mois. Son amélioration fut tellement prononcée qu'il put suivre les relations ordinaires de la vie, comme un homme qui a *l'oreille dure*; mais en parlant à voix un peu haute, à 4 mètres de distance, il entendait la voix et répondait en français, avec l'accent et la prononciation de toute autre personne originaire de son pays.

Il finit par entendre le sonomètre à 80 centimètres, et parfois d'aussi loin que la parole.

Il m'annonçait le vent du nord, qui lui obscurcissait l'ouïe. Je l'ai mis à l'épreuve, et le vent du nord, sec ou humide, lui produisait le même effet.

Les contrariétés agissaient de même. Il y eut toujours une grande différence entre les deux oreilles. Il me disait souvent mieux entendre à présent de sa mauvaise oreille, sans cornet, qu'antérieurement au traitement avec le cornet.

Ce traitement a duré 18 mois. Je n'ai pas trouvé qu'il eût gagné beaucoup dans les 6 derniers mois.

Depuis, cet homme a passé en Angleterre; on m'a dit qu'il était resté au point où je l'avais laissé.

(2e observation.)

Mlle C. M., 22 ans; délicate, nerveuse, a eu une *fièvre cérébrale* (?) à l'âge de six ans; il se forma un abcès sur le cuir-chevelu, et après de longues souffrances elle resta sourde. La surdité fut complète à droite; en lui criant dans l'oreille, à gauche, on lui fait comprendre quelques mots. — Cette intéressante jeune fille, à force d'attention, est arrivée à lire très-bien sur les lèvres les paroles de ses interlocuteurs.

C'est ainsi aussi que nous avons commencé à communiquer.

Je commençai par lui faire porter une pile de trente éléments larges, avec fil et éponge, dans les deux oreilles, en

alternant, matin et soir, la place respective des pôles, 1[4 vinaigre, 3[4 eau.

Cette personne nasonne un peu, mais les tympans, aussi bien
que les trompes, sont normales à la vue. Elle *n'a jamais eu
besoin de se moucher*, — elle n'a pas de cérumen. — Elle est
assise quinze heures par jour. — Tous les jours je la soumets à
l'électrisation. Je me sers de la petite pile, dont je n'emploie
que la moitié des éléments (15), trempés dans du vinaigre
ordinaire ; le pinceau métallique et la sonde dans l'eau
pure.

Elle (aussi bien que le sujet de l'autre observation) m'indique très-bien quand le courant passe ou non ; elle tient son
appareil elle-même. — Ses oreilles s'enflamment à l'extérieur.
— Au bout du premier mois le cérumen y est manifeste ; elle
a des mucosités dans le nez, et, à dater de ce moment, le mou-
choir devient pour elle un objet de première nécessité.

Elle saigne du nez et des oreilles, à différentes reprises. —
L'histoire de ces progrès est consignée dans son journal. Elle
a souffert souvent, mais la condition dans laquelle elle a vécu
l'a obligée à négliger toute espèce de précaution.

En effet, les *lundis* elle entendait mieux, parce qu'elle avait
de l'exercice le dimanche. Malheureusement, cette vie imposée
par le besoin a constamment contrarié le traitement, et elle
entendrait infiniment mieux sans cet obstacle. Toutefois, elle a
conservé en moyenne ce qu'elle a gagné dans un an. — Elle
fut obligée de cesser le traitement malgré toutes les considérations.

Bien des médecins l'ont vue chez moi, et se la rappelleront
à cause de diverses particularités qui augmentent l'intérêt
qu'inspiraient sa triste infirmité et son intelligente expression. Je lui cède la parole : c'est la copie d'un petit journal
qu'elle a écrit avec le plus grand soin :

Voici les changements que j'ai éprouvés à partir de la qua-
torzième visite que j'ai faite chez M. le docteur Hiffelsheim :

10 juillet 1856. J'ai commencé par être électrisée et j'ai eu des évanouissements.

22. J'ai porté une pile pour la première fois, et, au moment où je la mettais, j'avais des étourdissements et je me trouvais tellement agitée que je ne me retrouvais jamais à la même place à mon réveil.

24. Je me sens tellement souffrante des oreilles que je retire ma pile, et lorsque mon oreille fut un peu reposée je me suis aperçue pour la première fois que j'entendais le tremblement des roues de voiture, le tapement des sabots des chevaux, le bruit de l'espagnolette d'une croisée de la maison où je demeure, les cris de la serrure de la maison où je travaille.

29. Lorsque je me réveille ma pile me fait grand mal ; je m'en suis passée quatre heures, et j'ai entendu le bruit de l'orgue sans savoir ce que c'était, car je ne l'avais jamais entendu.

4 août. Je me suis encore passée quatre heures de ma pile, et je me suis saisie en entendant le bourdonnement de ma voix, car je ne m'étais jamais entendue.

19. J'entends tous les petits bruits qui se font autour de moi ; mais je ne distingue encore ce que c'est.

21. J'éprouve de grandes souffrances des oreilles ; je ne peux mettre ma pile.

22. J'ai entendu rire ma sœur à côté de moi ; j'ai même entendu les cuillers à café frapper dans les tasses.

26. J'ai entendu les sifflets des chemins de fer, d'une assez grande distance de la maison où j'étais.

27. Je me suis aperçu que j'entendais bourdonner la voix de maman à deux pas de moi.

2 septembre. Je me passe de ma pile après avoir été électrisée, car je me sens très-souffrante des oreilles ; mais je la remets continuellement en me couchant.

3. Tous les jours maman me fait entendre l'alphabet. Je ne distingue pas si bien de l'oreille droite que de la gauche.

Je n'avais jamais entendu la moindre des choses de l'oreille droite.

4. J'entendais d'autant plus distinctement les mots que maman me disait, qu'elle me les prononçait par syllabes; mais je ne l'entendais pas très-bien; il fallait crier encore un peu fort.

15. J'ai entendu pour la première-fois une marchande qui criait sa marchandise.

17. Je me passe toujours de ma pile après avoir été électrisée, car je suis heureuse *d'entendre une personne qui travaille à côté de moi; elle me fait entendre sa voix.* Mais je ne comprends pas encore bien ses paroles.

18. J'ai entendu la voix d'un individu qui a passé près de moi.

23. J'ai entendu M. Hiffelsheim froisser du papier dans ses mains, plier un journal.

28. J'ai parfaitement entendu l'orgue du premier étage, mais sans distinguer l'air, car je n'en connais aucun, puisque je ne me souviens pas d'en avoir entendu étant toute petite.

1er *octobre.* J'ai entendu plus distinctement les mots que maman me prononçait par-syllabes.

Je ne distingue toujours rien de l'oreille droite, mais j'entends bourdonner la voix.

10. Plus ma pile me fait souffrir, mieux j'entends. J'entendais la personne qui est à côté de moi travailler dans la soie; son aiguille craque à chaque point.

14. J'ai entendu jouer des enfants qui se trouvaient derrière moi, pour la première fois.

19. Je me suis aperçue que j'entendais mieux les paroles de maman, mais toujours de l'oreille gauche.

20. A partir du 20 octobre jusqu'au 3 novembre je n'ai fait aucun progrès : mon oreille coulait.

4 *novembre.* Je me suis aperçue que j'entendais beaucoup mieux la voix de maman, mais toujours en me parlant de bien

7

près. Je me suis un peu éloignée d'elle pour voir si je l'entendais toujours ; mais non, je ne comprenais plus sa parole, tandis que j'entendais très-bien le bruit.

6. J'entends mieux les bruits qui se font autour de moi. Je commence par distinguer à peu près ce que c'est.

13. J'éprouve de grandes souffrances des oreilles ; mais cependant plus je souffre, mieux j'entends ; j'ai même entendu la voix d'un monsieur que je n'avais pas revu depuis plusieurs années, il fut satisfait de me voir l'entendre aussi bien.

21. J'entends continuellement beaucoup de bruit après m'être mouchée, mais cela ne me dure qu'un instant.

27. Plus je me passe de ma pile, plus je suis contente, car ce sont là les moments *où je puis entendre* et voir mon amélioration.

1er *décembre*. J'ai entendu la voix de M. Hiffelsheim, mais je ne distingue pas facilement ses paroles.

7. J'ai entendu une femme crier des allumettes ; cela m'a beaucoup épouvantée.

10. J'ai entendu sonner les trois quarts à une pendule pour la première fois.

14. Lorsque je me mouche et que j'ai ma pile, les jours de grand froid, je souffre davantage des oreilles et de la gorge.

21. Je ne puis me mettre ma pile ni être électrisée, voilà deux jours ; cela me fait le même effet.

28. Il me semble avoir quelque chose dans les oreilles, car j'ai retiré ma pile parce que j'avais trop mal, et mes éponges étaient remplies de sang.

7 *janvier*. Je ne puis plus porter ma pile que la nuit, car elle me fait trop de mal ; il ne me serait plus possible de me faire électriser.

Du 7 janvier jusqu'au 4 février je n'ai plus été électrisée, pour cause d'inflammation au ventre. J'ai porté ma pile à mon ventre durant cette maladie et je me suis aperçue que j'entendais mieux, surtout lorsque je purgeais (?).

5 *février*. J'entends parfaitement maman, mais comme jamais je ne l'ai entendue, assez éloignée de moi.

8. J'ai entendu ma belle-mère pour la première fois : habituellement je ne l'entendais pas.

14. Je souffre énormément aussi lorsque j'approche de mes règles, et j'entends mieux dans ces moments-là.

20. J'ai eu des évanouissements toute la journée ; impossible de porter ma pile ; lorsque je me trouve dans ces indispositions j'entends mille fois mieux.

29. J'entends le bois dans la cheminée.

1er *mars*. J'entends toujours de mieux en mieux, par moments, mais j'entends toujours moins bien de l'oreille droite que de la gauche.

10 Je m'entends laver mes mains ; je ne m'étais jamais entendue.

11 et 12. J'entends beaucoup mieux qu'à l'ordinaire, mais cela ne dure que deux jours.

17. Ma pile ne me fait plus tant de mal ; mais lorsque j'ai été électrisée, je mouche beaucoup de sang, depuis plusieurs jours.

19. Je m'aperçois parfaitement que je fais des progrès ; à mon réveil je retire ma pile et j'entends maman me parler à deux pas de moi ; si elle me parle bien haut je distingue très-bien.

22. J'ai le cerveau pris ; je puis à peine être électrisée ; plus il se dégage, mieux j'entends.

28. J'entends de mieux en mieux les bruits qui courent autour de moi, et je distingue ce que c'est.

2 *avril*. J'ai parfaitement entendu parler ma famille et je l'entends toujours, lorsque j'ai un peu d'exercice ou de distraction.

5. J'ai entendu tomber quelque chose d'une pièce dans laquelle j'étais, mais je n'ai pu distinguer ce que c'était.

8. J'ai parfaitement entendu chanter des serins, d'une assez grande distance de moi.

12. Plus j'approche de mes règles, mieux j'entends. J'ai même entendu ma plume appuyer sur mon papier.

16. Grande amélioration ; grandes souffrances.

17. Grandes souffrances : je ne puis mettre ma pile.

22 *mai*. Grande amélioration (*).

26. Grande amélioration (*).

27. J'ai parfaitement entendu parler M. Hiffelsheim pour la première fois, mais d'assez près ; plus près qu'avec mes parents, parce que j'y suis moins habituée.

4 *juin*. Je souffre tellement de l'oreille droite que je ne puis être électrisée depuis plusieurs jours.

6. Je n'entends pas si bien, à force de souffrances ; mon oreille est enflée, coule et saigne beaucoup.

10. J'ai retiré de mon oreille un petit morceau de chair de la grosseur d'un gros pois vert.

13. J'ai éprouvé un grand bouleversement de tout mon corps, et j'ai eu à la suite un grand évanouissement.

14. Amélioration (*).

15. Variable.

CHORÉE.

1.

R... jeune fille de 17 ans, couturière, réglée depuis l'âge de 12 ans, quelque fois deux menstruations par mois, bonnes et fraîches couleurs, ressentit il y a trois ans des étouffements, sans boule hystérique. Enceinte de huit mois et demi, elle fit une chute, suivie d'une fausse couche ; l'enfant mort sortit sept jours avant le délivre. A partir de ce moment, après une perte de quelques jours, elle n'est plus réglée. Elle se souvient d'avoir eu des convulsions il y a dix ans. Il y a quatre semaines, elle fut prise, à l'hôpital Necker, d'une frayeur, dans un corridor communiquant avec l'amphithéâtre qui était garni de sujets autopsiés. Elle eut une crise convulsive terrible accompagnée de cris, de délire avec aboiement. Le lendemain deuxième accès. Quinze jours après, nouvelle crise. Dans l'intervalle elle est très-agitée; rêves accompagnés de cauchemar. L'accès suivant ne fut séparé que par un intervalle de huit jours, et celui-ci fut suivi d'un autre, au bout de trois jours. Ce dernier eut lieu le 26 juillet; depuis ce moment ses convulsions sont accompagnées d'un bruyant aboiement.

Le 30 elle entre n° 21, salle Saint-Basile.

On l'entend du fond des salles aboyer comme un chien, ce qui fit dire au chef de service, de loin, « encore une chorée à ce qu'il paraît. »

Les bras sont très-agités, projetés tour à tour et en rotation continue; la malade a le teint animé, la face vultueuse; la tête tourne continuellement; elle répond très-nettement d'une voix essoufflée, entre deux d'aboiements. Les jambes sont tranquilles, quoique, à son dire, il n'en fût point ainsi dans le précédent accès. La peau est généralement anesthésiée. Pas de sommeil. Le lendemain matin même état.

Le 31 j'applique 24 éléments longs sur le dos. Elle dort parfaitement et le 1er août demeure tranquille dans son lit. Le 4, l'anesthésie a disparu. On la garde jusqu'au 8 août, où elle sort guérie.

Ce cas avait été précédé dans le même lit d'un cas tout pareil; le sujet plus jeune, rebelle à toutes les observations, irascible, non moins hystérique que celle de la précédente observation, eût une scène de violence à l'hôpital qui occasionna une rechute, qui fut guérie. Toutefois ce premier cas m'avait démontré le prompt et rapide effet du courant continu; le cas ci-dessus est venu le confirmer. Je ne l'ai pas donné en détail, parce que ce premier cas n'a pas été assez net pour des gens difficiles par occasion et étrangers au service.

Les rechutes ne signifient cependant rien, et l'on y est certes très-exposé avec les chorées hystériques, et de plus avec les

tempéraments si déplorablement irascibles des jeunes filles
choréiques.

Je n'ai pas vu une maladie du système nerveux où le courant continu paraisse plus efficace que dans la *folie musculaire,*
suivant l'expression imagée de M. Bouillaud.

Le cas suivant est encore un exemple frappant.

2.

Le 29 décembre 1857, M. le docteur Cazeaux, qui avait suivi
avec un vif et sympathique intérêt mes applications à la Charité, m'appela près d'une jeune fille de 12 à 13 ans, atteinte d'une chorée, qui avait, depuis six mois, résisté à tous
les traitements de MM. Blache, Trousseau, etc. Le sujet était
en effet un type de chorée généralisée. La tête, les paupières,
les bras, étaient dans une grande agitation; elle marchait
ou mieux elle courait en faisant une série de faux pas. Impossible de se tenir tranquille en place sur les deux jambes,
encore moins sur l'une d'elles. Elle ne peut porter ni une tim-
bale ni une cuillère à sa bouche; quand elle essaie, elle ren-
verse tout. Elle parle précipitamment, avale les mots, sans aboyer
toutefois. Quand elle dort elle est tranquille. La peau du front
est presque insensible. Ailleurs rien n'est changé à cet égard.

Le caractère irascible l'est bien plus en ce moment, elle
pleure sous le moindre prétexte.

Je lui applique deux piles de 24 éléments longs, l'une sur un
bras, l'autre sur la jambe correspondante. Pile de 30 éléments
larges, du front à la nuque; le tout trempé dans 1|3 vinaigre
2|3 d'eau.

J'y retourne le soir renouveler moi-même l'application.

Le 30 et 31, la mère m'exprime la grande satisfaction de
voir diminuer les mouvements. Les 1er et 2 janvier elle va de
mieux en mieux. Le 3, à l'occasion d'un acte d'insubordina-
tion, elle entre dans un état de grande excitation, et elle gesti-

cule à dater de ce moment plus fort que huit jours auparavant.
Pendant les 4, 5, 6, 7, malgré l'application des piles avec du
vinaigre presque pur, pas de changement. Les 8, 9 10, amélioration faible. Les 11 et 12 (je supprime le courant continu),
je la soumets au courant voltaïque (120 éléments) interrompu ;
le mal augmente. Le 13, pile de 24 éléments sur le dos, deux
piles de 30 éléments du front à la nuque. Le 14, amélioration.
Le 15, disparition presque complète des gesticulations. Le 19,
elle écrit passablement ; le 21, on cesse la pile de la tête ; elle
n'a plus de trace de la maladie ; l'insensibilité du front à disparu. Elle garde la pile dorsale pendant une quinzaine. — J'ai
revu la jeune fille en avril, elle se porte parfaitement, et en ce
moment, c'est-à-dire depuis trois ans, son état est des plus satisfaisants.

PARALYSIE GÉNÉRALE.

Nous avons trois observations de cette maladie : deux à l'hôpital, une en ville, dont je dois la relation à un obligeant confrère, le docteur Beauvais.

Iʳᵉ OBSERVATION.

M. ***, âgé de 45 ans, d'une forte constitution, haute taille,
fortement musclé, a beaucoup maigri depuis quelques années.
Il est célibataire, blond, peu de cheveux, depuis une syphilis
remontant à vingt ans ; caractère toujours changeant, emporte-
ments fréquents ; colères solitaires ; intelligence toujours peu
développée, au dire de la famille. Il avait conservé des habitudes enfantines jusqu'à 18 et 20 ans ; aimait les jeux de filles ;
peu de mémoire. Appartenant à l'une des plus illustres familles
de France, il a rempli une fonction publique pendant une
dixaine d'années.

Ses habitudes sont régulières ; il est sobre en tout, pour les
plaisirs comme pour le travail.

Les conditions d'hérédité sont très-importantes. Le grand-père est mort fou, dans la soixantaine. Père mort d'une affection de vessie. La mère, toujours très-faible d'intelligence, a 69 ans, est dans l'enfance la plus complète. Un frère est mort à 42 ans d'un ramollissement cérébral. Un deuxième frère a 46 ans, et est atteint d'un ramollissement spinal.

Sa santé habituelle était bonne. Le tube digestif fonctionne régulièrement. Poitrine et cœur sains.

Depuis quatre ans, il se plaint d'étourdissements passagers, de vague dans les idées; il ne saisit pas bien le sens des paroles qu'on lui adresse. Il ne trouve pas facilement l'expression pour répondre, il prononce difficilement et mâche les mots, en parlant lentement et avec grand écartement des mâchoires.

L'intelligence n'est pas nette, dit-il; distractions, l'ouïe est dure; la pupille droite contractée, faiblesse surtout dans la jambe gauche; chutes dans la rue en buttant contre les trottoirs.

Depuis quatre ans, il urine dans son lit et se réveille tout mouillé, souvent en grande abondance. Il urine dans son pantalon en se promenant et rentre pour changer. Cette incontinence a empiré depuis le début, au point qu'il est tout-à-fait exceptionnel quand il n'inonde pas son lit.

Il a des symptômes d'aliénation mentale; ses colères solitaires sont si bruyantes, qu'elles attirent les voisins de tout le quartier. En septembre 1856, au bain de mer de Boulogne, un accès le prend; il s'écrie : « au secours, je me noie; » il avait l'eau jusqu'à la cheville. Au chemin de fer et en route, il continue; cet accès de 24 heures se calme quand il rentre dans Paris.

En 1857, il se livre à quelques excentricités, sans accès bien caractérisé, sauf la velléité d'une volée de coups de bâton donnée à son valet.

En 1858, au mois de janvier, à l'occasion d'un peu de fièvre grippale, il sort tête nue dans la rue, en robe de chambre, et refuse de rentrer dans la maison qu'il ne reconnaît plus. Ramené, il ouvre la croisée, crie à l'assassin, et met la maison tout entière sans dessus dessous.

Cet accès dure quarante-huit heures. — M. Rayer fut appelé à ce moment en consultation par M. Beauvais. M. Rayer ayant également diagnostiqué la paralysie générale, invita l'honorable confrère à voir mon mode de traitement à la Charité, et qui avait bien changé l'état d'un malade encore présent. Le 8 janvier, on appliqua en conséquence à ce malade, selon ma méthode, pile de 24 éléments longs, 1\3 vinaigre, 2\3 eau, sur le dos. *Amélioration presque immédiate.* Idées plus nettes, prononciation plus distincte; il marche mieux, n'urine presque plus involontairement. Après quinze jours de bonne et soigneuse application de cette pile, il fait de longues promenades à pied; ne trébuche plus; rentre dans ses habitudes; fait des visites à ses parents et amis, qui sont frappés de la lucidité de son esprit et de ses paroles.

Chose digne d'attention, ajoute notre confrère, l'incontinence, qui date de quatre ans, a diminué progressivement avec les autres symptômes et disparaît complétement vers le 15 avril.

Le malade se sent si bien qu'il croit devoir retirer sa pile, à laquelle il refuse son bien-être nouveau, pour l'attribuer à son excellente constitution. Huit jours après, l'incontinence avait reparu. On lui réappliqua la pile; deux jours après, l'incontinence a cessé. — Cet état ne s'est pas démenti au bout de huit mois; le malade a gardé longtemps l'appareil.

Au bout d'un temps indéterminable, le malade quitte l'appareil. Bientôt apparaissent de nouveaux symptômes. Il dépérit. On le fait voyager. En novembre 1859, on le place dans une maison de santé. L'urination involontaire n'a pour ainsi dire plus reparu. Au bout de quatre mois de séjour, il meurt dans cette maison, après des accès congestifs et épileptiformes.

Cette observation si instructive, relevée soigneusement par M. Beauvais, est en parfaite concordance avec tout ce que j'ai vu. Pendant un temps d'ailleurs variable, avec la suppression du remède coïncide la réapparition des symptômes morbides. Ensuite, cette instantanéité d'action se retrouve également, avec plus ou moins de généralité, quand les symptômes sont nombreux et variés.

Cet heureux ensemble de circonstances m'a fait espérer des chances d'amélioration plus ou moins longue dans la démence paralytique qui s'enraye d'ailleurs si souvent spontanément; c'est le manque de temps seul qui a pu retarder ces applications sur une vaste échelle.

Après des faits semblables et d'autres qui suivront, la distinction en éléments *somatiques* et *psychiques* ainsi que le mot de *psychologie* n'ont plus guère qu'un intérêt historique ; sans doute, depuis longtemps, ce n'est plus qu'une question de mots dans la bouche de quelques-uns des aliénistes si éminents et si positifs de nos hôpitaux spéciaux. — *Les effets,* d'ailleurs bien pâles, du traitement *moral* et *intellectuel* ne contredisent pas cette opinion. Ce n'est également *qu'une question d'interprétation.*

II

La veuve R...., âgée de 37 ans, mère d'un enfant, entre à la Charité, salle Saint-Basile, nº 24 (service de M. Rayer), le 11 mai 1857.

Elle est pâle, chétive d'apparence, non en réalité ; elle ne nous donne pas de renseignements notables sur ses antécédents. Elle appartient à une famille de la campagne. Les notes ont été recueillies plus tard; car, dans le moment, elles étaient un tissu de contradictions.

Il ne paraît pas qu'il y eût aucune maladie du même genre dans sa famille. Depuis trois mois, elle a cessé d'être réglée; elle a des étourdissements qui lui ont occasionné des chutes. Elle perd la mémoire, la conscience de son état; extrême em-

barras de la parole, dit tellement d'absurdités et de paroles in-
cohérentes, que les malades de la salle, dès le premier quart
d'heure, la traitent de folle. Elle a eu deux *accès convulsifs*
dont les détails me sont inconnus.

Il y a trois semaines, elle fut prise de vomissements de bile,
auxquels succède une salivation des plus abondantes ; cette salivation est tellement forte, qu'elle s'est décidée à se faire porter à l'hôpital. On a dû la porter, attendu que sa démarche
hésitante, mêlée de faux pas, ressemble à celle d'une personne
ivre. — Insomnie complète. Appétit. Aucune particularité dans
le système nerveux, si ce n'est un embarras et une douleur gra-
vative de la tête.

Le 12 mai, lendemain de son entrée, je lui applique pile de
24 éléments longs sur le dos. Deux heures après, la salivation
si forte a disparu. La malade dort et se trouve bien mieux. A
la visite du 13, au matin, par un mouvement trop brusque,
elle brise un anneau de sa pile. Dans la nuit du 13 au 14 la
salivation reparaît.

Comme il y avait un peu d'indocilité, je n'applique la pile
que le soir ; sommeil ; absence de salivation le 15, au matin.
Enfin elle se dit « délivrée de ces maux de tête insupporta-
bles. » Cependant elle est agitée. Le 16, j'ôte la pile ; elle dort ;
les maux de tête sont insignifiants. On la garde en observation.

Le 23, pile de 30 éléments larges sur le ventre pour favoriser
la menstruation qui ne vient pas.

Le 30, vomissement, salivation ; pile de 24 éléments longs
sur le dos, vinaigre pur ; aussitôt les accidents se dissipent. —
La parole est bien plus nette, la démarche régulière, la mémoire revenue. Le 7 juin, elle sort ; je lui ai laissé la pile sur le
dos depuis le 30. La pauvre femme me demande à la garder
sur elle.

Le 11 août, sans ouvrage, elle rentre sous prétexte de mal
de tête. On la garde six jours ; elle sortit dans le même état que
la première fois. Elle garde et porte sa pile.

Ce premier cas d'application de la méthode avait un caractère si prononcé par l'arrêt de la sécrétion salivaire, de l'embarras de la tête, de la parole, de la marche, le retour du sommeil, le calme de la douleur, que nous nous promîmes bien de vérifier ces effets dans cette funeste maladie, la démence paralytique.

III

C'est la plus courte et la plus significative ; ayant égaré une note qui concerne ce sujet, je la fais de mémoire. Elle a été relevée dans différentes intentions par diverses personnes, à cause de l'importance extrême que le fait avait acquis dans l'esprit de tous ceux qui voyaient les rapides progrès que fit l'amélioration de ce malheureux.

C... entra au n° 14, salle Saint-Michel (service de M. Rayer). Il est apporté sur un brancard. Coiffeur, il a donné des signes d'aliénation mentale, depuis trois ans, par la manière dont il a dissipé ambitieusement sa petite fortune. Cet homme a 35 ans, est bien musclé, a bonne mine, mais l'aspect d'un idiot. Il a commencé à trembler des mains, puis des jambes ; mais bien avant, il avait la parole lente, hésitante, avalant les mots ; sans aucune mémoire. Il est agité, a de l'insomnie ; les mains tremblent tellement qu'il ne peut se nourrir seul ; il ne peut se tenir sur ses jambes ; il souffre de la tête, répond comme un homme qui ne comprend rien à ce qu'on lui dit, et rit aussitôt.

Pile de 24 éléments sur le dos. Dès le second jour, il y eut un changement surprenant dans toute sa personne. Vu la gravité du cas, j'ajoutais une pile de 30 éléments larges sur la tête, du front à la nuque. Dans les deux, un 1⅓ de vinaigre et 2⅓ d'eau.

Les progrès de son amélioration furent tels qu'il fit le service de la salle au bout d'un mois. Il ne conservait qu'un peu de faiblesse dans les jambes ; la parole ne fut pas vive, mais sa femme m'a affirmé qu'elle ne l'avait jamais été. — Il reste à l'hôpital, n'ayant plus de ressource ; on le conserva et on l'observa. Au bout de sept à huit mois, cette amélioration diminua ; il tomba malade, et mourut après trois jours de délire avec une méningite et un ramollissement de la substance grise.

Cette amélioration, ce changement à vue, ces effets si constants dans trois cas, inégaux, mais significatifs, avaient éveillé quelques doutes dans l'esprit de quelques personnes, malgré la haute compétence de ceux qui avaient porté le diagnostic. (Je me mets hors de cause.)

Donc vint une observation dite complète : l'autopsie au bout de la symptomatologie. Que faut-il conclure, sinon que la paralysie générale n'était pas guérie ? Mais je ne visais pas si haut ; mon but est en ce cas de soulager, empêcher la souffrance, rendre l'usage aux organes cérébraux frappés, à la faveur d'une incitation qui remplaçait celle que l'organisme ne pouvait fournir, par l'effet d'une lésion cérébrale qui amoindrissait ces organes.

Ce fait était le corollaire obligé pour justifier notre confiance dans le moyen nouveau, car il ne pouvait plus rester aucun doute.

La mort était à deux pas, et rien n'accusait sa présence. Là gît l'importance de la question soulevée à cette occasion.

Nous donnons, en terminant, les premiers faits qui serviront de base à l'application de notre méthode, au traitement des *hallucinations*. La première partie est due à notre savant et consciencieux maître, M. Baillarger.

MONOMANIE SENSORIELLE [1].

TRAITEMENT DES HALLUCINATIONS

PAR LE COURANT CONTINU PERMANENT.

SOMMAIRE. — Soixante-quatre ans. — Hallucinations de l'ouïe très-actives et durant depuis une année. — Emploi du courant continu pendant cinq mois. — Guérison qui se maintient depuis sept mois.

1.

Le 27 février 1859, est entrée à la Salpêtrière, service de M. Baillarger, mademoiselle F..., âgée de 64 ans.

Cette personne, institutrice en Angleterre depuis trente-neuf ans, est revenue en France depuis huit jours seulement. Elle dit avoir été assez excentrique.

La malade rend très-bien compte de son état et s'exprime très-bien. Elle raconte qu'il y a un mois, elle a eu une vive frayeur, et que depuis ce temps-là elle entend des voix qui lui parlent. On lui dit toutes sortes de choses désagréables : qu'elle est une voleuse et une menteuse. On lui parle surtout d'un procès dans lequel elle serait engagée avec une dame anglaise.

La malade est faible sur ses jambes et ne peut rester long-temps debout.

Un traitement tonique est commencé aussitôt, et tout en améliorant la santé générale de Mademoiselle F... il ne modifie pas les hallucinations.

[1] Les notes de cette observation ont été recueillies par M. Duchemin, interne, et par M. Geoffroy, externe du service de M. Baillarger.

Au mois de février 1860, la malade est toujours dans le même état; elle entend des voix qui lui répètent qu'elle a menti, qu'elle a volé, qu'elle a dévoré un enfant, qu'elle doit retourner en Angleterre pour être jugée et punie de ces crimes. La malade s'accuse elle-même et pense que ces voix ne disent que la vérité; de là, des pleurs et des lamentations.

Elle se met fréquemment en colère et répond par des injures aux individus supposés qui lui parlent.

Il lui arrive souvent de supplier la surveillante de la mener dans la pièce voisine où se trouvent ces gens.

La nuit, ces voix la poursuivent encore et l'empêchent souvent de dormir. Elles commeucent toujours à parler dès qu'elle s'éveille. Sa physionomie exprime une souffrance morale profonde.

Le 13 février 1860, on place sur la tête de la malade une pile portative de 30 éléments.

Des extrémités de cette pile, partent deux fils isolés métalliques portant des éponges que l'on place dans les oreilles de la malade; cette pile n'est cependant pas encore placée dans les conditions les plus favorables à son action.

Au moment de l'application de la pile, la malade voit des bluettes et des éclairs qui cessent au bout de quelques instants. C'est l'effet de la fermeture, comme aussi de l'ouverture d'un courant d'une certaine intensité.

14 février. — La malade entend moins bien ses voix; elle ne sait pas si cela tient à ce que les gens sont plus éloignés ou à ce qu'ils parlent bas.

15 février. — La malade s'est réveillée cette nuit sans entendre ses voix. Elle les a cependant entendues quelque temps après son réveil et pendant son travail ce matin; on lui répétait qu'elle devait retourner en Angleterre, etc.

16 février. — Les voix sont moins fortes. Elles ne sont plus aussi continues qu'auparavant.

17 février. — Mademoiselle F... a dormi cette nuit jusqu'à 6 heures du matin sans entendre ses voix.

18 février. — La malade n'a pas entendu ses voix de toute la nuit. Elle ne répond plus à ses voix et dit n'y plus faire attention.

21 février. — Hier les voix ont été plus fortes que les jours précédents, sans cependant l'être autant qu'avant le commencement du traitement.

Les jours suivants, même état.

Le 24 février, mademoiselle F... est soumise à l'action d'une *batterie de* 60 *éléments*. Les pôles sont munis de deux fils conducteurs qui se rendent aux oreilles de la malade.

27 février. — Depuis que l'on fait usage de la batterie, la malade dort bien quoique pendant la nuit elle ne soit pas soumise regulièrement à l'action de l'électricité. Elle n'a presque plus de voix. Quelques-unes se sont fait entendre ce matin, mais d'une manière très-indistincte.

3 mars. — La malade a entendu beaucoup de voix hier toute la journée. Ce matin elle va mieux.

7 mars. — La malade n'a pas entendu de voix de toute la journée d'hier, mais seulement quelques murmures.

Les jours suivants, même état.

10 mars. — La malade n'entend plus de voix. L'obligation de rester toute la journée au même endroit la fatigue beaucoup.

11 mars. — Ce matin la malade a entendu ses voix pendant un moment. Elle les attribue à l'ennui de rester assise toute la journée. On cesse l'emploi de la batterie et on la remplace par une pile de 30 éléments disposés comme au début du traitement et permettant le déplacement dans les cours, les ateliers.

Les jours suivants la malade n'entend plus de voix.

27 Mars. — La malade a entendu ses voix hier, pendant un quart d'heure environ.

29 mars. — Mademoiselle F... a eu ses voix presque toute la journée.

Même état les jours suivants.

4 Avril. — On s'aperçoit que la pile ne fonctionne pas. Plusieurs fils de zinc sont cassés et rongés au milieu de la pile.

Le traitement est interrompu quelque temps par suite de l'impossibilité de se procurer une nouvelle pile en bon état.

Les voix sont ainsi revenues à peu près complétement. Le facies de la malade, qui était complétement changé, se tire de nouveau et revient à une expression de souffrance.

Cependant elle ne se met plus en colère contre ses voix; elle ne leur répond plus, ce qui autorise à penser qu'elle n'existent pas avec toute l'intensité qu'elles avaient auparavant.

La malade, qui, lorsque les voix avaient diminué, avait repris conscience de son état, croit maintenant qu'il existe réellement dans la pièce voisine des gens qui l'accusent, qui l'injurient.

Le 3 mai, le traitement est recommencé au moyen d'une batterie portative. On ne la soumet pas à la pile au sulfate de plomb, afin de bien constater la possibilité d'atteindre le résultat, avec la première variété, déjà essayée sur elle.

Les jours suivants, les mêmes phénomènes qui avaient signalé la première amélioration se produisent de nouveau.

Les mêmes alternatives se présentent.

Enfin, le 28 juin, la malade annonce qu'elle n'a plus rien entendu.

Les jours suivants, il en est de même, et, à partir de ce moment, les voix ne sont pas revenues.

La malade a continué à être soumise au courant de la batterie qui plus tard a été remplacé par celui d'une simple pile de 30 éléments.

Le 6 août, la malade ne garde sa pile que de deux jours l'un, et enfin, le 11, la malade cesse définitivement de garder la pile.

Aujourd'hui 5 décembre, quatre mois après la cessation du

traitement, les voix n'ont pas reparu. Le facies de la malade est bon et suffirait à prouver la guérison.

5 avril 1861.

———

M. le docteur Hiffelsheim m'avait demandé à continuer, à la Salpêtrière, quelques tentatives faites dans le service de M. Rayer, pour le traitement de la paralysie générale. Ces essais ne furent pas poursuivis; alors j'engageai M. Hiffelsheim à appliquer ses appareils sur plusieurs hallucinées que je choisis dans mon service. Les hallucinations chroniques de l'ouïe disparaissent quelquefois spontanément; mais ces faits sont assez rares. Ils prouvent, d'ailleurs, tout ce qu'on pourrait attendre de moyens de traitement longtemps continués. Ces hallucinations, en effet, se suspendent quand l'attention du malade est fortement fixée, et il me semblait qu'on pouvait peut-être attendre de bons résultats d'une modification continue, comme celle qui résulte des appareils de M. Hiffelsheim.

La première malade sur laquelle ces tentatives ont été faites est la demoiselle F... Son traitement, fait par M. Hiffelsheim avec la plus louable persévérance, a été couronné d'un plein succès; l'intéressante malade est aujourd'hui guérie d'hallucinations qui duraient depuis plus d'une année, et qui entretenaient chez elle les conceptions délirantes les plus tristes, et la réduisaient à l'état le plus misérable. Chez deux autres malades, le même traitement a réussi; mais dans l'un de ces cas, les hallucinations dataient de deux mois à peine. La malade, quelque temps après sa sortie, est revenue me voir; et j'ai pu constater qu'elle commençait presque à redevenir malade.

La seconde de ces deux hallucinées avait de fausses perceptions de l'ouïe qui remontaient à plusieurs années, et elles semblaient avoir complétement cessé depuis deux mois, au moment de la sortie. Je dis qu'elles semblaient avoir cessé, parce que cette femme désirait très-vivement sa sortie, et qu'elle aurait pu dissimuler. Elle avait en effet, depuis trois ou quatre ans, caché si bien sa maladie que la dame chez laquelle elle était placée depuis deux ans, ne s'en était jamais doutée.

Une dernière malade, qui a des hallucinations de plusieurs sens remontant à plus de cinq ou six ans, a vu son état s'améliorer; mais depuis une année qu'elle a son appareil, les *voix* n'ont pas cessé.

Quoi qu'il en soit, la guérison de mademoiselle F... est, à mon avis, un fait qui mérite de fixer l'attention. C'est dans cette conviction que j'ai cru devoir demander à la Société médico-psychologique la nomination d'une commission pour suivre les expériences que M. Hiffelsheim poursuit dans le service de M. Trélat et dans le mien. C'est donc un point sur lequel j'aurai occasion de revenir.   BAILLARGER.

(*Archives cliniques des maladies mentales*, février 1861.)

Je fais suivre, à titre d'*enseignement*, les deux observations dont parle M. Baillárger (1); la première, mademoiselle C..., a une rechute partielle. Quant à la seconde, tout en exprimant les mêmes réserves que le savant aliéniste, je désire cependant faire ressortir la marche graduée et logique de son apparente guérison.

2.

Mademoiselle C... Marie, âgée de 29 ans, entre à la Salpêtrière, le 11 juillet 1860, atteinte de mélancolie avec stupeur et d'hallucinations très-nombreuses de l'ouïe.

Pendant les quelques jours qui suivirent son arrivée, cette jeune malade resta dans une prostration presque complète; elle

______

(1) Recueillies avec la précédente, par les élèves du service.

gardait le silence toute la journée ; ses yeux étaient largement ouverts, et lui donnaient une air d'hébétude ; le teint était jaunâtre et un peu terreux. De plus, après chaque question qu'on lui adressait, mademoiselle C... restait immobile, insensible, et paraissait à peine entendre ; ou bien si elle entendait, elle comprenait difficilement, et ses réponses se faisaient avec une extrême lenteur. Cet état de prostration ne dura que deux à trois jours ; et la malade put enfin donner quelques détails sur sa maladie. Depuis un temps qu'elle ne peut préciser, depuis une à deux semaines environ, elle entend toutes sortes de choses autour d'elle : on lui parle sans cesse, on lui dit des injures, on la traite de voleuse... Parfois, elle croit nettement distinguer comme des bruits de canon, des sons musicaux..., etc. Tout cela la tenait dans une agitation extraordinaire, sans qu'elle pût comprendre par quelle cause ; elle considérait volontiers ces paroles comme du bavardage et des cancans. Son sommeil était devenu très-irrégulier. Depuis son entrée ici, la malade a été livrée aux mêmes idées de persécution, aux mêmes phénomènes hallucinatoires ; seulement, elle a un peu mieux dormi, et a pu enfin se reposer. Nous ajouterons aussi qu'elle vient d'avoir ses règles, mais qu'elles ont été peu abondantes.

D'après les renseignements donnés par son père et sa sœur, mademoiselle C... serait malade depuis près de trois mois. Vers cette époque, elle fit tout-à-coup une tentative de suicide, sans cause connue, et sans phénomènes précurseurs dans son état mental. Elle essaya de se frapper dans le côté avec la branche pointue d'une paire de ciseaux ; mais l'instrument ne fit qu'une plaie très-superficielle, et peu apparente. Puis un accès de délire se déclara, dura quelques jours, et la raison revint peu à peu. La malade resta calme et tranquille pendant environ trois semaines. Elle retomba malade, et cette fois, elle eut des hallucinations de l'ouïe, devint bizarre et eut un certain désordre dans ses actes. Elle s'agitait par moments, poussait des cris, etc.

Enfin, elle finit par tomber dans un état de tristesse vague et indéfinissable.

Nous apprenons aussi des mêmes personnes que la mère de la malade est morte à 64 ans, d'une hémorragie cérébrale, à la suite de laquelle elle était restée hémiplégique.

17 juillet. — Mademoiselle C... continue à entendre ses voix. Elle explique sa tentative de suicide par la conviction que les voix lui ont donnée, qu'elle était empoisonnée, et qu'elle devait mourir. — On soumet la malade, qui paraît très-affaiblie, à un traitement tonique : bains sulfureux, vin de quinquina..., etc.

27. — Même état. — La malade prétend que ses hallucinations durent depuis deux mois. — Ses voix lui parlent tout bas, dit-elle; tantôt elles s'éloignent, et tantôt elles se rapprochent de ses deux oreilles, lui disant des choses agréables et désagréables ; ce sont des voix d'hommes, de femmes et d'enfants, qui parfois la tutoient ; ce qui la porte à croire que réellement quelques personnes s'occupent d'elle. La nuit, la malade est souvent réveillée par ses voix, qui, dès lors, l'empêchent de s'endormir par la frayeur qu'elles lui causent. Si elle approche d'un mur, ses voix augmentent d'intensité ; la malade se trouve alors forcée de leur répondre, et se met en colère.

1er août. — La malade est soumise depuis trois jours à l'influence du courant voltaïque (de 40 éléments au sulfate de plomb). — Ses hallucinations continuent toujours, mais elles se suppriment par moments, pour revenir bien vite avec les mêmes phénomènes que nous avons décrits plus haut.—Le sommeil est toujours irrégulier. Cette nuit, la malade a entendu quelque chose qui lui a dit qu'on allait venir la tuer, et, perdant alors la tête, dans sa frayeur, elle s'est frappée elle-même. Maintenant, elle avance que ses hallucinations durent depuis trois mois. D'ailleurs, malgré sa tristesse mélancolique, elle paraît aller mieux et répondre plus vite et plus attentivement aux questions qu'on lui adresse. Du reste, elle mange bien, et prend toujours des bains sulfureux.

6. — Même état mental. — La malade a une légère amygdalite qui a peu de durée, et cède facilement à un traitement *ad hoc*.

1er septembre. — Mademoiselle C... est dans le même état, sans amélioration apparente. Elle est toujours poursuivie par ses voix, malgré l'application des fils conducteurs du courant; elle s'imagine que tout ce qu'elle entend ressemble à un souffle qui viendrait la toucher. — Il est essentiel de consigner ici que les piles ont marché très-irrégulièrement durant tout ce temps, et que le courant a été intercepté des journées entières, par la transformation rapide du sel de plomb.

10. — On a remplacé les éléments défectueux par 60 nouveaux couples.

11. — La malade a passé hier plusieurs heures sans être tourmentée par ses hallucinations. Par moments, elle croit reconnaître, parmi ses voix, celles de certaines personnes de sa connaissance, et engage avec elle des conversations.

12. — Les voix ont beaucoup diminué.

13. — La malade raconte qu'hier, elle n'a plus eu de voix, mais qu'elle a entendu tous les bruits possibles de chemin de fer (bruits de sifflet des locomotives...) Aujourd'hui, ces transformations de bruits sont encore différentes : ils sont remplacés par un bruit de battement de cœur que la malade compare à un bruit de tic-tac qui se passe dans son oreille. Tous ces symptômes bizarres se produisent dans une seule oreille, la droite, et n'affectent nullement la gauche. Ils disparaissent dès que l'attention de la malade est excitée, et lorsqu'on lui parle ; mais ils se reproduisent aussitôt qu'on l'abandonne à elle-même.

14. — Mademoiselle C... a entendu ses bruits de battement de cœur toute la journée, et toujours de l'oreille droite. Ses voix se sont aussi fait entendre, et n'ont été perçues que de l'oreille gauche. La nuit, la malade porte sur la tête une petite pile d'une vingtaine d'éléments : elle est alors assez tranquille, et son sommeil n'est dérangé que par quelques rêves.

15. — Depuis ce matin pas de voix, plus de battements ; mais la malade dit entendre de son oreille droite comme un bruissement, ou plutôt un bouillonnement. — Les règles apparaissent pour la première fois depuis l'entrée de mademoiselle C...

16. — Même état. — Mêmes phénomènes.

17. — On laisse la malade sans appareil, et elle passe presque toute la journée sans hallucinations. Le soir, celles-ci sont revenues ; mais elle y a fait à peine attention, et n'a même pas compris ce que ses voix lui disaient ; elle s'est endormie immédiatement.

19. — La malade reste pendant quelques jours sans appareils, les fils conducteurs ayant produit de légères cautérisations dans les conduits auditifs. Ses voix se font à peine entendre, mais les bruits de battement de cœur et de bruissement sont revenus alternativement, et sont même remplacés par instant par un bruit de marteau rebondissant sur l'enclume.

21. — La malade n'entend plus rien ; ni de l'oreille gauche, ni aucun bruit de l'oreille droite. Elle est soumise de nouveau à l'action de 60 éléments.

24. — Même état.

25. — Bruit de soufflet dans l'oreille droite. — Pas de voix.

26. — Bruit de sonnette.

28. — A partir de ce jour, plus de bruit, d'aucune espèce, et plus d'hallucinations, ni le jour, ni la nuit.

10. octobre. — On supprime complétement le courant voltaïque. La malade ne suit plus qu'un traitement tonique, et prend deux fois par semaine des bains sulfureux. Depuis cette époque, sa santé s'améliore. Néanmoins, elle a toujours quelques moments de tristesse. Parfois, il lui arrive de s'arrêter brusquement au milieu de son travail (qu'elle n'a plus cessé d'ailleurs), et demeure pensive, puis de pleurer abondamment. Mais elle rapporte ses chagrins à la nouvelle position qu'elle doit avoir vis-à-vis de sa sœur. Rassurée un peu de ce

côté, elle exprime un instant la crainte de voir revenir ses tourments. Enfin, dans les derniers temps de son séjour, elle devient un peu plus animée ; et à sa sortie, le 11 novembre 1860, elle est dans un état très-satisfaisant. Ainsi donc, chez mademoiselle C...; ce ne fut qu'à partir du moment où elle fut *réellement* soumise à l'influence du courant voltaïque continu permanent que ses hallucinations, jusque-là bien fixes, commencèrent à se modifier, pour disparaître complétement après un mois et demi de traitement.

3.

La nommée Jeanne P....., domestique, âgée de 39 ans, entre à la Salpêtrière le 24 août 1860, avec une monomanie des persécutions, et des hallucinations de l'ouïe. Voici ce que raconte la malade, qui est assez intelligente :

Depuis le mois de mai 1858, par conséquent plus de deux ans, elle entend des voix qui la tourmentent jour et nuit, sans qu'elles aient jamais cessé. Une de ces voix, entre autres, se fait plus particulièrement entendre; elle ne vient pas d'une direction quelconque, mais *elle est bien dans ses oreilles;* car elle est continuellement près d'elle, lui répétant tout ce qu'elle fait, dit ou pense, et assez fort pour être perçue très-distinctement par la malade. Cette voix, depuis deux ans, lui a toujours conseillé de se faire du mal, de se jeter à l'eau, par exemple, ou bien de se pendre; elle lui dit toutes sortes d'injures et la menace bien souvent de la faire mourir, de la guillotiner...

La malade attribue cette voix aux curés et aux sœurs qui, dit-elle, la persécutent depuis plusieurs années. Déjà, étant à Bordeaux, il y a quatre ans, elle a entendu la même voix (mais par moment, et non pas continuellement, comme aujourd'hui), qui lui conseillait les mêmes mauvaises actions, et la menaçait des mêmes châtiments : et c'est pour se soustraire à cette triste influence qu'elle a essayé de se pendre, et que, plus tard, elle a été sur le point de prendre du laudanum pour s'empoisonner.

P..... n'a pas cessé son travail depuis ce temps ; et actuellement elle est depuis deux ans dans la même maison, où déjà elle était restée deux autres années. Jamais, dit-elle, on ne s'est aperçu de son état mental ; elle n'a jamais déraisonné, et s'est toujours parfaitement acquittée de son service. Il y a dix jours environ, elle a raconté toutes ses souffrances à sa maîtresse, et lui a parlé de cette voix qui la tourmentait depuis si longtemps. Cette dame, sans y attacher grande importance, l'engagea cependant à se faire soigner, et la fit entrer à l'hôpital de la Pitié, où la malade ne resta que quelques jours, et d'où elle fut envoyée à la Salpêtrière, au grand étonnement de sa maîtresse.

 - Enfin, comme antécédents héréditaires, nous dirons que P..... compte dans sa famille une sœur qui est morte hémiplégique, à l'âge de 30 ans, et un oncle paternel qui s'est noyé, sans qu'elle ait su dans quelle circonstance.

La santé générale de la malade paraît bonne ; toutes les fonctions s'accomplissent très-bien et régulièrement. P..... ne se plaint que de ses voix qui la tourmentent toujours ; elles ne s'arrêtent, dit-elle, que quand elle parle ou quand on lui adresse la parole ; elles ont amené une grande irrégularité dans son sommeil.

Après avoir laissé quelques jours la malade sans aucun traitement, on la soumet, dès le 1er septembre, à l'influence d'un courant voltaïque continu permanent. Deux fils conducteurs, munis d'éponges légèrement humectées, sont introduits dans les oreilles, et sont en communication avec quarante éléments au sulfate de plomb, rangés sur deux colonnes. Quelques lueurs et une légère secousse se produisent chez la malade au moment de leur application. (Voir la première observation.)

Le 3 septembre, la malade dit avoir quelques moments de repos, dans la journée seulement, et entendre moins souvent ses voix.

Le 10, on supprime les deux piles au sulfate de plomb pour

les remplacer par soixante éléments de la batterie portative, format large. Il y a une légère amélioration dans l'état de P.....

Le 12, la malade est restée quelques moments de la journée sans rien entendre, elle évalue à une demi-heure chaque fois les instants de repos qu'elle a eus. Toujours les mêmes phénomènes se reproduisent quand ses voix reviennent : on répète toutes ses pensées, on divulgue toutes ses actions..., etc.

Le 13, P..... est restée une heure et demie parfaitement tranquille. Elle a gardé toute la nuit une petite pile portative, placée sur la tête et enveloppée de taffetas pour la garantir du contact des cheveux et concentrer l'action aux pôles extrêmes de la pile. La malade ne l'a quittée que ce matin, et depuis elle est restée sans traitement : aussi elle a tout de suite entendu ses voix, bien qu'irrégulièrement, ce qui s'explique par ses occupations actuelles et qui la forcent à aller et venir dans le service.

Le 14, même état et même durée de calme.

Le 17, restée toute la journée du 16 sans appareil, par suite de dérangement dans les éléments, P..... a été deux ou trois heures sans rien entendre.

Le 18, même état.

Le 19, même état. On augmente le nombre des éléments, qu'on porte à cent vingt.

Le 20, la malade n'a rien entendu de toute l'après-midi.

Le 21, elle est moins bien ce matin ; elle a à peine eu une heure de tranquillité.

Le 22, P..... reste de nouveau toute l'après-midi sans entendre.

Le 24, depuis deux jours les voix ne la tourmentent que le soir et le matin. Le reste du temps elle repose.

Le 25, aucune voix de toute la journée ; seulement, vers le soir, au moment de s'endormir, la malade a encore été obsédée, mais cela a eu peu de durée, et tout a disparu lorsqu'elle s'est endormie.

Le 26, même état. On remplace la batterie par *soixante éléments au sulfate de plomb*.

Le 28, hallucinations légères et fugaces, le soir et le matin, au moment du coucher et du lever. Dans la journée, rien.

Le 1er octobre; à partir de ce jour, la malade n'entend plus rien, dans la nuit comme dans la journée, et reste soumise au même traitement jusqu'au 12 octobre.

Depuis lors, P..... a joui d'une tranquillité parfaite; tous ses tourments ont cessé; elle a pu enfin travailler continuellement en compagnie des autres malades et prendre part à leurs causeries, sans crainte d'être dérangée par ses voix. Dès lors aussi sa santé s'améliora, son visage devint plus souriant, et la malade fut plus communicative. Elle sort le 13 novembre, sans que le moindre phénomène sensoriel, du côté de l'ouïe, ait réapparu chez elle. Elle a donc fait un séjour de douze semaines, et son traitement a duré quarante-cinq jours environ.

────────

J'ai appliqué à ces malades la méthode que j'ai décrite dans le résumé de mes *Etudes sur les propriétés* du *courant voltaïque continu, permanent,* faites dans le service de M. Rayer, en 1857 et 1858. Quelques améliorations obtenues antérieurement dans le traitement des paralysies générales, m'ont fait espérer que l'on pourrait tirer un parti des propriétés anticongestives du courant continu, dans les premières périodes de la démence paralytique. Diverses circonstances m'ont détourné présentement de cette application spéciale.

Les trois sujets dont il est question ici, ont été soumis au courant continu, c'est-à-dire sans interruption et par conséquent sans secousse, dans des conditions très-variées. Primitivement la pile était la même qui avait servi à la Charité; mais bientôt j'ai introduit à l'hôpital la nouvelle pile au *sulfate de plomb*. Elle a subi depuis le premier jour, de nombreuses modifications de forme et de dimension, et celle qui fonctionne aujourd'hui ne ressemble plus guère à celle que M. Baillarger fit voir avec les malades, à son cours public, à la Salpêtrière (1860).

Ces piles, rangées par colonnes de 20 éléments chacune, ne répandent naturellement aucune odeur, si ce n'est quelquefois un peu goudronnée, rappelant l'origine *pyroligneuse* du sel électromoteur. Elles fonctionnent nuit et jour, pendant trois semaines, avec une décroissance d'intensité peu régulière.

On entretient la pile avec de l'eau salée, que l'on verse tous les deux ou trois jours. Généralement on commence avec 20 éléments. Des fils conducteurs de quatre à cinq mètres de long, munis de porte-éponges en platine, amènent le courant dans les deux oreilles. On injecte de temps à autre un peu d'eau, sur les éponges devenues sèches. Dans le circuit voltaïque et près de la pile, se trouve placé un voltamètre, dont la petite dimension est en rapport, avec l'intensité modérée du courant, qui doit être doué surtout d'une haute tension, résultat que, dans une pile, le nombre des éléments peut seul déterminer, de même que dans les appareils d'induction, c'est la longueur et la dimension des fils de la bobine.

Le voltamètre, peut être gradué, et par là on possède des données rigoureuses, sur le travail chimique générateur de la pile. Non gradué, il donne encore à l'œil un dégagement que la personne chargée de la surveillance des malades, peut suffi= samment apprécier.

La pile est-elle en mauvais état, le fil conducteur est-il altéré ou brisé sous son enveloppe isolante, le voltamètre est-il en mauvais état, le malade a-t-il dérangé ses éponges, celles-ci sont-elles sèches ? — la cessation du dégagement de gaz avertit immédiatement la personne qui doit surveiller. On pourrait même intercaler une sonnerie dans le circuit, système proposé pour avertir des solutions de continuité dans un convoi en marche. Le prochain remplacement du voltamètre, par une petite

boussole, dans de *bonnes conditions*, constituera un important progrès pour la régularité du travail. Quelquefois, comme
cela se fait en ce moment, pour une hallucinée en traitement,
améliorée mais non guérie, lorsque les hallucinations portent
sur l'odorat également, on place des éponges dans le nez, et
cela ne paraît nullement incommoder la malade, grâce à la
continuité et à l'imperceptibilité du courant. Quand l'estomac
ou d'autres organes paraissent affectés ou participer à la production des troubles cérébraux, on place une éponge conductrice sur cette région, et ainsi de suite.

En donnant à des malades une suffisante étendue de fils conducteurs, ils peuvent parfaitement aller et venir. A plus forte
raison, peuvent-ils recevoir le courant dans leur lit, au chevet
duquel la pile est souvent installée, quoique l'on puisse con-
duire le courant où l'on veut; il suffit de regarder les télégra-
phes pour le comprendre. La difficulté gît bien plutôt dans la
surveillance nocturne du bon fonctionnement de l'ensemble du
circuit voltaïque.

Sous ce rapport, les malades traitées n'ont pas encore béné-
ficié de tout ce que la méthode pourrait peut-être donner. Souvent la pile était en mauvais état; souvent les malades pre-
naient un peu de liberté, confinées qu'elles étaient, par la
mauvaise saison, dans l'infirmerie. Avec du beau temps, on eût
pu aisément leur distribuer le courant dans une cour bien aérée
contigue à leur salle.

Il est à remarquer qu'à tous égards ces cures ont été opérées
dans des conditions qui pourront être améliorées et abréger
sans doute la durée du traitement. Peut-être aussi ces résultats
n'eussent-ils jamais été obtenus sans le concours dévoué du
personnel, pour obvier aux inconvenients inhérents aux premières piles à sulfate de plomb qui laissent encore trop à désirer.

S'il reste quelques doutes sur l'action du courant lui-même
sur l'organisme, il suffit de considérer le temps d'arrêt dans

l'amélioration, chez les malades, qui, avec tout l'attirail en mouvement apparent, ne recevaient néanmoins pas de courant, par des défauts de la source génératrice. Les fils, le voltamètre étant en place les éponges sur la tête, le malade, qui ignorait l'état de la pile, ne progressait pas; la pile fonctionne, et bientôt l'amélioration se fait sentir. Une trop prompte et trop brusque suppression du courant chez mademoiselle F... l'avait laissée retomber presque dans son état primitif.

Pour juger sainement cette question, il faut se décider à suivre attentivement la marche de la maladie, en même temps que le fonctionnement de ma pile, dont le voltamètre indique fidèlement toutes les particularités.

CONCLUSIONS.

En songeant, après une première impression, à l'extrême variété des observations qui précèdent, quelques lecteurs seraient peut-être tentés de rapprocher les conséquences pratiques de ces laborieuses et patientes recherches sur l'électricité dynamique, des panacées ses devancières. L'autorité de ce travail, où, pour la première fois, la science guide pas à pas la pratique, pourrait paraître compromise parce que sa généralité même lui donne une apparence de banalité.

Je crois, dans l'intérêt de la pratique surtout, devoir discuter cette question, de semblables pensées pouvant naître des sentiments et des scrupules les plus honorables.

En examinant à fond les observations que j'ai placées en tête, et à dessein, on doit être frappé de cette circonstance capitale, qu'elles ont pour objet des cas de modification de la circulation capillaire locale.

Aujourd'hui, il n'est plus permis d'ignorer que la circulation capillaire, quoique alimentée par le travail du cœur, est essentiellement réglée et gouvernée par l'action des nerfs vaso-moteurs, qui font partie intégrante de leur tissu.

Or, par les expériences si nombreuses de M. Bernard, il a été parfaitement établi combien est capitale l'action des nerfs sur la vie végétative, et particulièrement sur les différentes sécrétions, à partir de leur origine cérébrale et spinale, jusque dans leurs dernières ramifications dans les organes. Parmi les moyens employés pour constater cette influence, il faut placer en première ligne, l'électricité. Déjà nous étions redevables à ce puissant agent de la détermination si célèbre, faite par M. Longet, de l'action réellement distincte des racines antérieures et des racines postérieures. Mais mes recherches avec mon excellent et savant ami, Charles Robin, démontrent d'une manière plus directe et plus précise, non-seulement l'action des courants, mais sa modalité, et, ce qui est essentiel, ses différences, selon le genre d'électricité employée.

En présence de ces données, quant à l'action générale et particulière des courants, n'est-il pas manifeste que le courant voltaïque, en s'adressant, par l'intermédiaire des capillaires, à ce qu'il y a de plus fondamental dans la vie organique, la nutrition, que ce courant, dis-je, peut intervenir d'une manière effective dans des affections dont la symptomatologie très-variée est néamoins l'expression de modifications fondamentales plus ou moins analogues.

Je n'entends pas réduire toutes les maladies traitées, qu'on veuille bien le remarquer, à une cause identique. Je tiens surtout à faire ressortir ce que beaucoup d'entre elles peuvent avoir de commun dans leur origine organique, primitive et fondamentale.

J'ai dit que ce courant *peut* avoir une action effective : mes expériences, mes observations démontrent que cette puissance est plus que *virtuèlle*, mais qu'elle est réellement active.

On comprendra donc que cette conception à priori, que cette application rationnelle, basée sur des données de physiologie expérimentale, tendant à montrer l'utilité du courant voltaïque dans des perturbations circulatoires très-diverses, est fondée en principe, justifiée en fait.

Sans doute nous bégayons à peine les données fondamentales de la physiologie pathologique. Mais raison de plus pour nous attacher à comprendre le sens, à deviner le mécanisme de ceux des phénomènes qui sont les plus fondamentaux, et partant, de la plus grande généralité.

Si l'on me demandait comment je comprends l'intervention si efficace du courant voltaïque continu permanent dans les névralgies, il ne m'en coûterait nullement de répondre, qu'à certains égards, j'en suis aux conjectures, comme tous les hommes qui poursuivent les solutions positives. Le symptôme essentiel de la névralgie c'est la douleur. Or, qu'est la douleur ? L'action, souvent si instantanée des courants de la pile, conduira bien mieux qu'aucune supposition gratuite à l'étude expérimentale du phénomène.

En ce moment même, où l'on étudie à nouveau la congestion à laquelle on a substitué l'épilepsie, dans des cas donnés, on oublie que ces mêmes phénomènes épileptiformes sont reproduits à volonté par la ligature des gros troncs artériels qui se rendent au cerveau, ligature qui trouble profondément la circulation capillaire par *anémie* relative.

En songeant à l'influence si énergique du courant voltaïque sur la circulation capillaire, faut-il un grand effort de réflexion, pour comprendre le rôle si heureux de cet agent dans quelques cas d'épilepsie que j'ai observés ?

La chorée, qui par son siége apparent se rattache si manifestement aux troubles des sources motrices des centres nerveux, et qui me semble devoir céder de la manière la plus remarquable au courant voltaïque continu permanent, est peut-être l'une des seules affections qui ne puissent être rattachées nettement à un trouble nerveux présentement déterminable. Et cependant, sa singulière coïncidence avec les affections rhumatismales, d'autre part, l'incontestable action de l'électricité, sous toutes les formes, sur les manifestations de la diathèse rhumatismale, tendent à jeter un jour sur sur cette influence si prompte et si constante dans la chorée.

Dans les phénomènes paralytiques dépendants des centres nerveux, et en envisageant spécialement la moelle épinière, la

plupart des médecins d'aujourd'hui admettent des phénomènes congestifs, tantôt spécifiques, — rhumatismes, goutte, intoxications, — comme condition organique déterminante.

Dans la paralysie des membres inférieurs, on a déjà parfaitement reconnu l'influence des appareils utérin, vésical; mais ces
troubles, dits sympathiques, reposent nécessairement aussi sur
des modifications dans le mode de vitalité, c'est-à-dire la nutrition
de la moelle. Tel est certainement le cas de la paraplégie hystérique qui peut, par l'ovaire p. ex., avoir elle-même déjà, pour
point de départ, une congestion spécifique de ce dernier organe.

Je n'ai pas voulu, dans mes observations, formuler un jugement sur chaque cas, qui en aurait constitué le résumé,
le sommaire. Aussi bien, je me suis abstenu de donner tous les
cas qui sont à ma disposition. En effet, ces éléments de la
question, que renferme ma publication, n'ont point pour but de
montrer que le courant voltaïque continu permanent est le
moyen spécifique à opposer à ces affections si variées. Il importe peu au praticien de savoir de quelle manière j'envisage
le moyen : il lui suffit de savoir qu'il peut soulager, améliorer,
guérir un état morbide donné. Ce qu'il lui importe de savoir,
c'est que l'étude attentive des cas signalés, démontre qu'il ne
s'agit point d'une coïncidence, d'une exception, d'un pur hasard, mais bien d'une relation manifeste de cause à effet. Cette
notion, une longue et multiple pratique peut seule la faire ac-
quérir, et la lecture de tous mes cas, pas plus que mes résumés, ne peuvent remplacer cette vaste expérimentation des
hôpitaux, *cuique suum.*

Dans les névralgies, dans les douleurs rhumatismales, je
suis arrivé à cette conclusion hardie peut-être, que toutes les
fois que ces maladies sont absolument rebelles au traitement,
le diagnostic doit être changé, car il y a alors une affection organique en jeu, dont les phénomènes douloureux n'étaient
qu'une expression symptomatique trompeuse. Cette conclusion
tendrait à établir, contrairement à ce que j'ai dit, que mon
agent thérapeutique a un véritable caractère spécifique. Cette

assertion est trop grave pour que, même au point de vue philosophique, je me permette de la formuler. Je m'en tiens rigoureusement aux données de l'expérience.

Dans une série de cas simulant des sciatiques, où toutes mes tentatives avaient été infructueuses, je ne dis pas complétement (car j'avais, même dans ces circonstances, obtenu quelque soulagement), j'ai vu, dis-je, les médecins se ranger tardivement, il est vrai, à mon opinion, en changeant leur diagnostic. Cela m'est arrivé à quatre fois, dans les hôpitaux et trois fois en ville, et en présence des confrères les plus éclairés de la capitale. C'étaient généralement des affections articulaires, dont la douleur simulait une douleur dans le pli de la fesse. Dans des névralgies de la tête, à plusieurs reprises, j'ai dû redresser le diagnostic, et constater, après la manifestation de symptômes non douteux, une affection organique de l'encéphale méconnue.

Il semblerait aussi, d'après ces données, que le courant voltaïque continu permanent soit complètement impuissant dans les douleurs qui se rattachent à des lésions organiques profondes et permanentes.

A cet égard mon expérience est incomplète; je la tiens même pour insuffisante dans l'état actuel de mes recherches. Et voici mes raisons. Premièrement, je n'admets point de modifications fonctionnelles dans l'intelligence, dans la sensibilité, dans la motilité, ni dans la vie végétative, sans une modification organique préalable, passagère ou permanente. On comprend que je doive ranger dans ces altérations organiques, même le moindre excès ou la moindre diminution relative du sang dans un point donné du corps. Or, il n'est pas possible de concevoir ces changements quantitatifs, sans y attacher immédiatement, comme conséquence obligée, un trouble dans la nutrition locale.

La nutrition est la condition de la création d'éléments de tissu; ces tissus étant organisés certainement (le doute serait la négation de toute notre science) en vue des manifestations vitales des organes qu'ils constituent, et à qui ceux-ci doivent les propriétés spéciales, caractéristiques, il en ressort nécessairement qu'un trouble circulatoire influe immédiatemeut sur toutes les manifestations vivantes. Il va sans dire que les modifications qualitatives du sang, qui, le plus souvent, constituent des diathèses, entraînent par excellence des modifications organiques.

Mais ce n'est pas là la question. Donc, pour résumer ma pensée, en disant que ma méthode de traitement n'influence pas les douleurs symptomatiques, et qu'elle influence, par contre, des douleurs idiopathiques, j'ai fait une simple concession au langage usité. Ce langage consacre une distinction qui peut se résumer par ces mots très-vagues, très-relatifs, très-personnels, très-provisoires : d'*altérations appréciables* ou *non appréciables*, qui correspondent aux expressions d'*idiopathique* et de *symptomatique*.

Si je devais conserver les traces de cette distinction de tout à l'heure, je diviserais mes deux groupes en lésions permanentes et en passagères, ce qui suppose généralement des lésions *plus* ou *moins* avancées.

La seconde raison, pour laquelle je n'admets pas qu'une lésion matérielle plus ou moins avancée échappe forcément à mon traitement, c'est que j'ai obtenu des améliorations plus ou moins longues dans la paralysie générale.

Si l'on pensait que, dans les cas que j'ai soumis à ma méthode, il n'y avait encore que de la congestion permanente, la question rentrerait naturellement dans les faits de congestion simple que renferment quelques-unes de mes observations. Mais il n'en est point ainsi. On sait en effet que le ramollissement de la substance grise, et le ratatinement de la substance blanche, ne se font pas dans les derniers moments précisément, quand la maladie est de longue durée. Et d'autre part, les symptômes les plus graves ont été enrayés jusque vers les derniers moments.

Il faut donc admettre que le travail de ramollissement a pu

être arrêté, pour le moins. Cette question, est d'ailleurs la plus délicate que mes recherches aient soulevée, et je l'ai cent fois discutée publiquement.

Ramollissement de la substance cérébrale, arrêté, enrayé, je n'ose pas dire modifié : c'est le comble de la prétention, dira-t-on. Mais dire que l'on fait résorber des épanchements, que l'on fait dissoudre, ou, si vous aimez mieux, résorber des engorge-ments, dans lesquels certainement solides et liquides se trou-vent également compris, cela paraît tout simple : parce que la nature, les médicaments, l'électricité même (l'intermittente et momentanée), engendrent cet effet. Les premiers médecins qui s'occupaient de l'électricité nous donnent ces résultats comme certains, et il en était parmi eux qui sont dignes de toute notre confiance et de tout notre respect. Jusque-là, point de sérieuse contestation. Mais tout le monde, aujourd'hui, n'ad-met-il pas que l'on puisse provoquer, activer la nutrition d'un muscle par l'électricité ?

Son emploi, utile, dans les atrophies simples, n'est même plus mis en doute par les hommes au courant de la science. Or, prétendrait-on, par hasard, qu'en développant les mus-cles, on n'a pas multiplié, tous ses éléments, solidairement composés de fibres musculaires, de capillaires et de nerfs. Et comment développerait-on les nerfs, sinon en multipliant leurs éléments, les tubes et les cellules ganglionnaires ?

Pour en revenir à la nature, dans le phénomène physiologi-que de la grossesse, il y a multiplication des fibres musculaires de la matrice et une véritable hypertrophie des filets nerveux, et non-seulement le névrilème augmente d'épaisseur, mais ce sont les éléments anatomiques nerveux eux-mêmes qui se multiplient. Ces modifications dans le tissu nerveux et muscu-laire sont, à dater de l'accouchement, suivies d'un travail en sens inverse. Que n'en est-il de même dans les tumeurs *dites* fibreuses, qui ne sont qu'une hypertrophie de même com-position !

Tous ces phénomènes ne sont-ils pas plus compliqués

qu'un simple changement de consistance survenant dans un organe nerveux? Mais il suffit de consulter le microscope, pour apprendre que tous les changements de consistance reposent sur des modifications de quantité, dans les éléments anatomiques, sur la prédominance d'un élément sur l'autre, la présence plus abondante de parties liquides ou semi-liquides. — J'en ai dit assez pour faire comprendre qu'il faut ne pas s'arrêter à des objections de ce genre, comme peu sérieuses en principe; elles ne résistent pas à l'analyse. Elles sont d'une inconséquence flagrante de la part de personnes qui, sans s'en rendre compte, reconnaissent en fait et en principe, à l'électricité, des propriétés curatives non moins remarquables et plus difficiles à concevoir peut-être, par le mode d'administration si passager des courants intermittents.

On se méprendrait singulièrement sur ma pensée, en m'attribuant l'intention de soutenir ici, que j'ai bien sûrement et positivement modifié la consistance, et, partant, la structure de quelques cerveaux. Non. Il s'agit d'une question de doctrine rationnelle. Et, *rationnelle* veut dire, comme toujours, une donnée *à priori*. Je tenais à montrer que si le fait n'est pas démontré, il n'en est pas moins possible, et même très-probable, grâce à l'analogie si fondée que j'ai invoquée.

Il me serait aisé de démontrer que les personnes les plus inexpérimentées (peut-être à cause de cela), ont, dès longtemps et de nos jours, tenté des applications plus osées, moins ou moins bien justifiées que tout ce que je fais, et que ma réserve est extrême. J'en appelle d'ailleurs à la fameuse doctrine du succès, qui est en train de faire le tour du monde.

Mes études sur l'hystérie m'ont particulièrement conduit à ce résultat dogmatique, d'envisager cette affection comme fatalement enchaînée à des affections locales d'espèces diverses, réagissant par voie centripète sur les centres nerveux, qui à leur tour manifestent, comme autant d'actions réflexes, des phénomènes centrifuges.

En conservant à ce mot sa signification littérale, *hystérie* est un non-sens, quand il s'agit de l'homme. D'abord je rappellerai que, chez la femme, c'est bien plutôt l'ovaire qui est le centre rayonnant que la matrice. Cependant, dans des affections chroniques de la matrice, où il n'est pas possible de démontrer un trouble dans la vie de l'ovaire, les phénomènes hystériques peuvent se manifester. Je suis porté à croire que, dans ce cas même, l'ovaire est sympathiquement atteint. Mais, ce qu'est l'ovaire pour la femme, le testicule l'est pour l'homme. Au testicule il faut joindre les vésicules séminales, qui peuvent être atteintes elles-mêmes et réagir à leur tour.

Les phénomènes de l'hystérie chez l'homme, par leur siége, leur mobilité, leur intensité extrême et subite, ressemblent en tous points à ceux de la femme. Y voir une maladie du cerveau primitive, est tout aussi illogique que de placer la source de la paralysie dans les membres qui en sont affectés. L'hystérie n'est pas plus l'effet d'un surcroît de passion génitale que d'un excès de tristesse ou de dépression morale. Il y a dans ce groupe unique plusieurs affections bien distinctes et d'origine diverse. Dans ces derniers temps, la confusion a augmenté au lieu de diminuer. Chez l'homme, l'hystérie a été modifiée de la manière la plus heureuse par mon traitement. Chez la femme, dans les quelques cas où l'hystérie à forme convulsive paraissait liée à une véritable surexcitation ovarique, je n'ai pas obtenu de résultats aussi satisfaisants. Ce qui est frappant dans tout espèce de cas de cette maladie, c'est la manière rapide dont je déplaçais les symptômes de l'organe qui en était atteint.

Je désire à présent formuler le plus clairement possible tout ce qui concerne l'ensemble de la méthode. Cependant je serai bref, afin de ne pas tomber dans les répétitions, la question étant développée sous diverses formes, dans plusieurs parties de ce travail.

COURANT VOLTAIQUE CONTINU PERMANENT.

MÉTHODE ET PROCÉDÉS D'APPLICATION.
TRANSPORT DE LA MATIÈRE PAR LES COURANTS.

Le but que je me propose d'atteindre est renfermé dans ces quelques mots : faire pénétrer dans le corps, sur des points déterminés, le courant d'une pile, tant que la lésion ou ses symptômes n'ont pas disparu. Je ne saurais me flatter de guésons radicales, si par ces mots on entend l'impossibilité à jamais assurée de tout retour, de toute rechute. C'est cependant le *minimum* de ce que l'on demande à une médication *nouvelle*.

Nous ignorons tellement les conditions successives qui se produisent dans un organisme pour le faire dévier ; que dis-je, nous ignorons tellement les conditions *réelles* de cet état fictif et imaginaire, que l'on nomme la santé, qu'il est bien naturel que nous n'ayons jamais de certitude, quant à la durée de cet état nouveau, artificiellement obtenu, en créant au corps des conditions de milieu nouveau.

A la merci de toutes les influences des milieux extérieurs qui en transformant souvent le sang, la chair coulante, créent à l'organisme entier un nouveau milieu intérieur; le corps humain est en général dans un véritable état d'équilibre instable, ces causes perturbatrices pouvant à tout instant faire pencher le plateau de la santé dans un sens opposé.

Quand on cessera définitivement de voir dans l'état de maladie une individualité greffée sur l'organisme, qu'il s'agit d'éconduire *per fas et nefas;* quand on ne verra plus dans cet état qu'une modification plus ou moins avancée, plus ou moins

générale, des tissus et des humeurs qui forment le tout organique, on n'aura aucune peine à concevoir que, au lieu de
poursuivre un véritable ennemi, le plus souvent il s'agit de
ramener les conditions de vitalité des éléments lésés par une
succession de moyens, à leur état primitif, ou, pour être plus
exact, au moins à un état équivalent.

Cette succession de moyens est tour à tour représentée par
un même agent, administré par des voies différentes, agissant
directement ou indirectement sur les parties lésées; par des
doses différentes, et en rapport réel ou supposé avec la série
d'états à parcourir, pour atteindre l'état normal; comme aussi
elle sera représentée par des agents différents, se succédant
avec opportunité dans le cours d'un traitement.

Rien de plus fatal que l'exclusivisme, qui, parti d'une conception étroite, impose des limites restreintes, d'action utile;
compromet le succès, toujours au nom d'un entêtement ou
d'un intérêt à satisfaire, au prix du repos ou de la vie d'un
homme.

Je n'ai pas épousé l'électricité. Je ne lui ai juré aucune fidélité. Quand son rôle, à tous les degrés, sous toutes les formes, me paraît épuisé, je fais intervenir d'autres moyens, qui
ont, sinon la sanction absolue de l'expérience, fait rare, du
moins des titres sérieux à notre confiance.

Les passions du dehors les moins nobles conduisent souvent
l'innovateur à l'exagération de son œuvre, pour répondre aux
rivalités haineuses, et lui font oublier que le temps, maître
souverain, fait tôt ou tard justice de nos folies, et le rabaissera
d'autant plus qu'il se sera élevé plus haut.

Malheureusement, le public malade et le médecin aux abois,
quand ils recourent à un médecin spécial, lui demandent de
demeurer fidèle absolument et exclusivement à ce qu'il y a de
personnel, de particulier et de spécial dans sa méthode, quand
méthode il y a. Ainsi, la main forcée, trop souvent il cède à
cette pression, que d'injustes reproches ne sauraient pallier,
après un échec. — Je me suis affranchi, depuis peu, de cette

pression incompétente, désirant que ma responsabilité ait au moins la liberté pour condition : c'est ici surtout que la fin justifie les moyens.

D'abord j'ai compris, d'après quelques faits bien observés, que maintes fois, il doit arriver qu'un médicament impuissant avant l'électricité, puisse devenir efficace, après que celle-ci a imprimé une modification plus ou moins profonde au système nerveux local et général. La réceptivité, l'impressionnabilité étant modifiées, les conditions morbides étant changées, un médicament d'inerte deviendra actif.

Je prendrai un exemple très-frappant dans les *coliques saturnines*, exemple qui complète ce que j'ai à dire à cet égard, et qui par conséquent étend la pensée que je viens d'exprimer plutôt qu'il ne la représente.

Quand le courant continu permanent est parvenu à calmer les phénomènes douloureux si intenses, la constipation n'en persiste pas moins. A ce moment, pour abréger la cure, pour la compléter, il suffit de donner *une* bonne purgation. Le traitement est mixte, me dira-t-on. Peu importe ; il s'agit de guérir : la variété des moyens n'est point à considérer. Qu'il suffise au médecin de savoir que je recours aux deux procédés successivement. Si j'attachais une vaine gloire à affirmer que le courant continu peut guérir à lui tout seul cette terrible affection, je dirais qu'il a en effet cette vertu, mais ma conscience de praticien m'oblige à ajouter qu'il est infiniment préférable de l'aider, à un moment donné, par ce puissant et logique auxiliaire.

On a vu que le courant traverse dans une direction plus ou moins déterminée et facultative les organes que l'on croit devoir influencer. D'autre part, on admet que les médicaments, charriés par les capillaires, se rendent en fractions plus ou moins minimes dans les organes. Pour les uns, une providence intérieure et intelligente dirigerait ces médicaments, au moins en partie, vers les organes affectés ; pour les autres, le hasard seul présiderait à cette distribution. Mais il est plus scientifique de supposer que cette répartition s'opère en vertu de diffusions, de mélanges, de combinaisons même.

Il y aurait à cet égard de nombreuses particularités à signaler. Il est au moins certain que des médicaments se localisent parfois avec ou sans affinité dans des tissus d'organes. Il y a des localisations tout à fait temporaires. Un exemple des plus avérés est fourni par M. Claude Bernard qui a vu l'*iodure de potassium* alternativement sécrété, et pendant un temps variable, avec des retours, par les reins, l'estomac, les glandes salivaires (1).

Il est donc permis d'admettre qu'un médicament, 1° peut se rendre, à un moment donné que nous ignorons, dans un organe quelconque ; 2° qu'il peut y rencontrer des conditions de neutralité ou d'indifférence, de non réceptivité, ce qui nous est démontré par quantité d'insuccès pratiques, sur lesquels, à la vérité, notre imagination peut deviser à l'infini. Mais, pour nous en tenir au fait probable dans un certain nombre de cas, il devient opportun, si l'agent présent est inerte, de l'aider en rendant ses conditions d'action plus propices.

On comprend, après ce qui vient d'être dit, combien la coïncidence d'un courant et d'un médicament qui, à tout hasard, traverse nuit et jour le point lésé, peut favoriser et seconder celui-ci dans son action sur l'organisme ; alors que l'on écarterait de la pensée toute action synergique.

Je suis ainsi arrivé à proposer d'activer les propriétés curatives de bien des médicaments introduits dans le corps, tandis que des courants peuvent les rencontrer au moment de leur passage ou de leur séjour temporaire dans une partie affectée ou réagissant sur celle-ci.

Mais, depuis assez longtemps déjà, on a fait jouer à l'électricité un rôle bien autrement important, que cette influence toute éventuelle et en tous cas fort indéterminée.

L'électricité à l'état de courant, pourrait transporter la matière d'un point à l'autre du corps, d'après cette manière de

_____

(1) *Leçons de physiologie expérimentale appliquée à la médecine*, faites au collége de France.

voir, et par conséquent pourrait devenir le véhicule de divers médicaments.

Cette question m'a, pour ma part, vivement préoccupé ; persuadé que je suis, qu'un grand nombre de médicaments doivent leur discrédit à la manière irrationnelle dont on les administre parfois et à une foule d'autres causes personnelles et impersonnelles : je n'ai pas mission d'intenter ou d'instruire ce procès.

L'origine de cette idée repose sur des données physiques insuffisantes. Il y a quelques faits de transport incontestables ; ce qui l'est moins, ce sont les interprétations du fait.

Dans l'expérience de la décharge de l'électricité accumulée sur un conducteur, sur un autre conducteur également métallique, on voit de l'or, par exemple, recouvrir une sphère d'argent, ce qui suppose bien que les molécules d'or ont traversé l'espace pour se porter sur l'argent.

Ces faits sont trouvés très-naturels dans le bain galvanoplastique où le phénomène est interprété d'après un mouvement moléculaire transmis de proche en proche.

Les esprits pointus arrivent à résoudre toutes les difficultés par un tour de force qui séduit les ignorants ; mais à y regarder de près, on comprend que là n'est point la vérité, là n'est point l'avenir, et il est triste de ne s'incliner jamais qu'après avoir subi la leçon humiliante de l'opinion publique. Tout ce qui est contesté pourrait être faux, mais une partie pourrait être vraie. N'a-t-on pas dit à une tribune officielle que les chemins de fer ne seraient qu'un amusement pour les badauds. Il y a de cela vingt ans !

Mais revenons à la question. Ce transport de la matière est un fait si considérable que les professeurs Pelikan et Sawilief, de Saint-Pétersbourg, y ont voué des années entières d'étude. Je n'en puis dire autant, mais je ne me range pas définitivement à leur avis qui est la négation du fait.

Sans aucun doute, il faudra trouver une théorie satisfaisante pour expliquer la production de l'empreinte d'un objet foudroyé sur un corps, même vivant, placé à distance, également frappé, et les théories physiques de l'optique ne peuvent y suffire ; il faut de la matière pour expliquer l'empreinte d'une feuille sur le sein d'une femme couverte de ses vêtements.

Un auteur, qui s'occupe beaucoup d'électricité statique, me paraît accepter avec par trop de facilité des faits dépourvus de tout contrôle, quand il dit quelque part, qu'il est dangereux d'employer la pile en médecine, à cause de l'introduction considérable de ses parties constituantes, que le courant entraîne dans l'organisme. Il représente une affirmation tout aussi exagérée que la négation du camp opposé, dont j'excepte les savants russes, qui ont évidemment qualité pour traiter la question.

Le sujet étant fort complexe, il faut le diviser. Prenons le *ab ovo*.

Une substance quelconque peut-elle pénétrer à travers la peau, quelle que soit l'intégrité apparente de celle-ci ? Généralement on répond *non*, sous l'influence de cette opinion, qu'il faut qu'une substance soit dissoute lors de son contact avec l'épiderme, ou soluble sur la peau entamée, pour que l'absorption soit possible.

Mais sur ces deux points, on n'est pas d'accord en réalité. L'absorption par la peau d'une substance *insoluble* peut avoir lieu par le seul fait de la solubilité des substances dites insolubles dans les excrétions de la peau, source probable et partielle de beaucoup d'empoisonnements gazeux et métalliques. J'ai écrit sur ce point une *lettre*, que l'on a impudemment transfigurée et colportée dans une brochure en faveur d'une industrie naissante. Je mentionnerai même les virus dont l'absorption, par la peau *intacte*, est niée par les uns, acceptée par les autres. C'est une querelle sans fin, et que l'on embrouille, on dirait, à plaisir.

L'absorption des substances médicamenteuses dans les bains n'est pas non plus établie. Il y a des gens qui voient dans la peau un filtre qui ne prend que l'eau, et encore y a-t-il litige sur ce point. Si bien que beaucoup de médecins ne croient qu'à une influence périphérique et cutanée des bains, réagissant après coup sur les centres, les viscères, etc. Cela explique *a fortiori* comment d'autres auteurs n'admettent les intoxications métalliques que par la voie buccale. Voilà donc une base qui nous manque, si nous y cherchons un appui, et si nous devons faire intervenir de semblables éléments.

Dans des expériences en nombre limité, sur l'homme et les animaux, le hasard parfois produit des coïncidences singulières : ainsi, la peau, intacte en apparence, peut bien ne pas l'être en réalité; il suffit de la moindre circonstance pour enlever l'épiderme sur une petite surface, et on ne s'en aperçoit pas dès que l'attention est fixée sur un sujet quelconque. Il serait évidemment inexact de faire au courant la part entière en pareil cas, si part il y a. Il en est de même dans le cas suivant, quoique le travail effectué par le courant soit déjà moindre. En effet, si la sueur peut dissoudre bien des substances en fraction minime sur toute la surface cutanée, la question est véritablement des plus difficultueuses pour ceux qui admettent l'absorption des liquides et des substances auxquelles elles servent de véhicule.

Voilà donc les données vagues, avec lesquelles il faut compter quand on veut aborder la question.

Elles se tiennent entre elles et de très-près.

J'admets l'absorption par la peau des solutions, dans une certaine limite, dans le bain; l'absorption très-probable des substances qui se dissolvent dans les excrétions de la peau; l'absorption très-fréquente de substances insolubles par l'épiderme entamé, soit par les substances mêmes, qui y séjournent plus ou moins, soit par des écorchures qui s'y trouvaient. Mais, dans tous ces cas, il faut des conditions qui favorisent plus ou moins la solubilité de la matière.

Ainsi réduite, la question se trouve à présent formulable.

Le métal *attaqué* ou une substance électro-motrice d'une pile peuvent-ils être transportés par les conducteurs du courant, et dans quelle limite ? Arrivé (par hypothèse) à la peau, le courant peut-il favoriser ou développer les conditions de leur introduction, que nous venons de mentionner longuement ?

Si le courant peut transporter par les conducteurs, s'il peut aider à franchir l'épiderme, il surgit aussitôt une autre série de questions. Arrivée en présence des vaisseaux, la matière subira-t-elle la loi commune, d'être absorbée et charriée ? Si cela est, le courant peut-il favoriser ces actes vivants ?

Si la matière ne subissait pas cette loi, ce courant, qui traverse avec une tension suffisante toutes les parties, qui aurait d'ailleurs fait franchir à la matière de bons conducteurs métalliques, ferait-il franchir de même l'immense distance (des centaines de kilomètres) que représentent les tissus du corps entre deux pôles, eu égard à leur résistance considérable ?

Quand on a introduit dans la peau des aiguilles imprégnées de solutions, et que l'on a retrouvé de ces substances, on n'a pris garde à aucune de ces circonstances.

J'ai plongé les deux pattes d'une grenouille dans deux vases différents, l'un d'absorption, l'autre de contrôle, et j'ai obtenu des résultats très-contradictoires. Mais j'ai bien vite senti que j'étais en présence de grandes difficultés. La peau était-elle intacte à l'endroit de l'immersion dans la substance expérimentée ; quel rôle le courant avait-il joué ? Et même, en faisant l'expérience alternativement avec et sans courant, j'ai compris qu'un grand nombre de faits pouvait seul me donner une solution scientifique.

L'*extraction des métaux*, dont M. Poey a parlé dans le temps, est une question exactement inverse de celle-ci ; mais c'est la même au fond.

On l'a résolue par une simple affirmation : Oui, a-t-on dit, le courant entraîne au dehors les métaux cachés dans l'organisme, mercure, plomb, etc.

Ce qui veut dire que les courants, alors que le sujet est dans un bain, et qu'ils sillonnent le corps (dans les seules parties immergées, je suppose), prennent les métaux dans les tissus, qu'ils y soient combinés de n'importe quelle façon ; les prennent encore dans le sang, malgré l'impulsion capillaire qui l'entraîne, et leur font franchir l'épiderme.

On ne voit pas trop, dans l'ignorance où nous sommes sur l'état de ces métaux dans l'organisme, où ils sont souvent fixés et sûrement combinés de quelque manière, on ne voit pas trop, dis-je, pourquoi le courant n'entraînerait pas les métaux contenus à l'état normal dans le sang, les humeurs et les tissus, et bien d'autres subtances que les métaux, entre autres certains métalloïdes.

Jusqu'ici, tout cela n'est pas bien sérieux. Il en est tout autrement de l'action de ces courants administrés par un bain approprié au but, courants qui seraient destinés à enlever ce qu'il y a de métaux dans la profondeur des sillons et dépressions de la peau, que les lotions simples n'enlèvent pas. Là gît peut-être la grande source d'erreur. L'action du courant, en ce cas, est purement galvanoplastique.

Une expérience, une tentative, un essai de ce genre, fut réalisé en 1857, à la Charité, sur le sujet atteint de tremblement mercuriel, dont j'ai relaté l'observation.

Pour la facile surveillance de l'opération, on le sait, je ne plongeai pas le sujet dans un bain proprement dit ; mais je l'enveloppai de feuilles d'or.

Je n'ai rien vu au point de vue de la *dite* extraction. Mais la grande amélioration du sujet, m'a fait voir l'utile parti que la thérapeutique pourrait tirer de ce traitement, dans des affections de diverse nature.

PROCÉDÉ DES BAINS VOLTAIQUES.

Ce qui a manqué jusqu'à ce jour, c'est un moyen convenable de baigner le corps *entier*. Au lieu de placer le sujet dans un *baquet allongé*, que l'on désigne sous le nom de baignoire, et de le forcer à s'y accroupir tant bien que mal, la moitié supérieure de la colonne vertébrale et la tête étant complétement hors de l'eau le plus souvent ; j'ai pensé qu'il fallait coucher le corps entier et un grand segment de la tête, de manière à le plonger facultativement plus ou moins dans l'eau. Pour cela, il fallait créer une baignoire qui fût moulée dans son fond sur le plan postérieur du corps entier, et dont la tête fût, à l'aide d'une pièce additionnelle, mobile sur un axe transversal. Cette baignoire, me dit-on, est en voie d'exécution.

Je ne serais pas étonné de voir que, plus jamais désormais, les gens sains et surtout malades ne voulussent se baigner dans ces cuves incommodes au possible et déplorables pour un infirme. La nouvelle baignoire sera plus basse, un peu plus longue et contiendra un peu moins d'eau.

La personne qui s'est proposé d'organiser cette innovation, devra, pour demeurer fidèle à ma méthode, y joindre les accessoires de contrôle, tels que voltamètre, boussole, etc., de manière à rendre cette baignoire *pratique*, dans l'acception anglaise du mot : *utile dulci*.

A mon avis, dans toutes les affections autres que les névralgies, les rhumatismes, les monomanies, ce mode d'administration du courant, par sa grande généralisation, sa diffusion, rendra plus de services qu'aucun autre mode d'application de la pile. En tête, je place les hémiplégies avec contractures, les affections congestives des centres nerveux, que l'on *maltraite* (qu'on me passe le mot) avec tant de légèreté et avec des résultats parfois si funestes.

DES PILES. — PROCÉDÉ. — MODE D'EMPLOI.

J'ai dit dans le cours de ce travail, le but que je me suis proposé d'atteindre en créant cette méthode. Il me reste à parler des moyens en général, les points particuliers de la question ayant été exposés à l'occasion des diverses affections que j'ai soumises à mon traitement.

La pile en est la base. Il faut donc surtout rechercher celle qui convient et la mieux appropriée au but. Cette recherche consiste en des expériences de physique répétées, qui absorbent la moitié de mon temps.

S'agit-il d'employer la pile pour aimanter l'armature des boîtes, c'est-à-dire les bobines de multiplication qui servent à développer le courant intermittent, il n'y a d'autre difficulté, que de trouver le rapport nécessaire entre la surface d'un élément de pile et les dimensions des fils d'induction. Je parlerai de cette question le plus clairement possible dans mon Traité complet.

Les conditions à remplir sont bien plus nombreuses dans l'espèce. D'abord, la pile doit développer peu d'électricité, je veux dire peu de *quantité*, expression consacrée ; mais elle doit avoir une haute tension, ainsi que je l'ai dit, en diverses occasions. Celle-ci s'accroît, dans un certain rapport, avec la seule augmentation du nombre des *éléments*.

C'est ainsi que M. Pulvermacher, physicien consommé, fut conduit à construire sa forme de pile, qui répond aux deux conditions énoncées. Tant que l'on se contente de traitements plus ou moins chanceux, comme toute thérapeutique empirique, il n'y a rien de fondamental à reprocher à cette pile : elle est ce qu'elle est.

Mais veut-on se rendre compte de ce que l'on fait, ou plutôt de ce que je fais, durant mes applications permanentes, nuit et jour, cela devient à peu près impossible.

S'il ne s'agissait que du courant momentané, cinq à dix minutes, il y aurait encore quelque possibilité d'analyser son travail ; mais je ne trouve point cette pile d'une efficacité durable dans ce mode d'emploi. En ce cas, elle peut soulager, mais non guérir, sauf un accès.

Même pendant cinq à dix minutes, la boussole des tangentes, seul instrument mesureur précis, décroît rapidement. Ceci soit dit pour montrer combien je désire fonder l'opinion que j'exprime, sans discuter d'ailleurs la valeur thérapeutique de cette pile, qui rend des services journaliers à tous les physiologistes expérimentateurs.

En présence de cette décroissance si rapide, de son *inconstance*, j'ai pensé y remédier; mais je me suis heurté contre un détail de construction qui a fait échouer ma tentative.

On sait que cette pile, dite *portative*, et qui l'est, s'applique sur la peau. Je ne parlerai pas des variétés de courants qui se forment dans ces cas; mais je constate que, selon les conditions infiniment diverses de ces applications, elle sèche en partie, plus ou moins vite, pour donner des courants très-faibles, souvent bien suffisants, mais enfin qui échappent à une détermination suivie.

Certainement, si je ne m'étais pas adonné à l'étude thérapeutique de l'aliénation mentale, je n'aurais guère eu qu'à me louer des propriétés de cette pile.

Mais là, je les trouvais inefficaces, telles qu'on les emploie d'ordinaire, et si on ne les excitait pas très-souvent. Placées sur la tête, il fallait les envelopper d'une gaîne qui ralentissait, il est vrai, l'évaporation du vinaigre excitateur. Mais aussi, tout contrôle de son état d'activité devenait impossible. Je changeai de procédé et suspendis la pile à un crochet, en amenant son courant, à l'aide de fils, sur la tête. Un voltamètre fut placé en permanence dans le circuit, pour indiquer le travail de la pile et en même temps la conductibilité des éponges fixées dans les oreilles. Mes malades furent séquestrés dans la salle, sinon sur place.

Le voltamètre indiquant un décroissement considérable du courant, au bout d'une heure, il fallut bien trouver une disposition qui maintînt la pile dans l'état d'une *moyenne* utile, efficace. On a vu plus haut que l'on trempait la pile plusieurs fois par jour dans le bain excitateur, en la sortant de sa gaîne. Cette fois, je fis couler le vinaigre en permanence sur la pile, à l'aide d'une fine mèche de fils. Le travail devint très-régulier; mais de même, et bien plus encore que dans le cas des immersions fréquentes, la pile était promptement hors de service par la destruction de la *soudure* des zincs, qui est l'une des bases de sa construction. Voilà la pierre d'achoppement qui m'attendait, à ma pénible surprise.

On doit la vérité à la science, mais surtout au médecin qui, jusqu'à preuve du contraire, peut toujours accepter la sincérité d'un confrère qui parle de sa pratique ou de ses découvertes. Que l'ingénieux inventeur consacre pendant quelque temps son intelligence si souple et si féconde à ce perfectionnement, et il ajoutera une page importante à ses titres scientifiques à peine connus de quelques hommes spéciaux.

Cela est indispensable dans tous les cas où il faut un courant d'une intensité (toujours très-modérée) fixe, constante, ou à peu près.

J'ai tenté ensuite l'introduction de la pile au sulfate de plomb, dans ma méthode.

On sait que c'est une pile en *colonnes*, inconvénient fondamental très-grave. J'ai obtenu successivement, de M. Prud'homme, la réduction de leur dimension, de 2 décimètres à 8 centimètres environ. C'est encore une surface électromotrice bien trop grande. Jusqu'à ce jour, j'ai plus espéré de cette pile qu'elle n'a réellement donné ; on y reconnaît des qualités incontestables quand elle ne s'use pas trop vite par les *dérivations ;* sa constance est suffisante ; elle fonctionne nuit et jour durant un mois, son circuit extérieur offrant la résistance du voltamètre et l'espace des deux tempes : l'équivalent en moyenne de 300 kilomètres de ligne télégraphique. D'où économie d'argent, de temps, de soins, de surveillance ; certitude d'administration, et dosage exact du travail de la pile, c'est-à-dire du médicament.

La pile au sulfate de plomb, telle que je l'emploie, est d'un entretien facile. Elle a rempli jusqu'ici un rôle médiocre dans le traitement des hallucinations. Le courant *intense* qu'elle engendre est certainement excitant au point que j'ai dû interrompre plus d'une fois son usage. En entretenant son humidité avec de l'eau ordinaire au lieu d'eau salée, on augmente sa résistance, et la force électromotrice de la trop grande surface active étant divisée, l'intensité (quotient) est diminuée.

Il faut au moins vingt éléments au sulfate. Avec la pile portative mentionnée, on peut aller à quarante, soixante dans certains cas, sans augmenter l'intensité d'une manière sensible, mais au grand profit de la tension.

Veut-on diminuer l'intensité de celle-ci ? il suffit d'étendre le vinaigre excitateur de plus ou moins d'eau. Mais il reste toujours ce grave inconvénient de l'épuisement de son travail, par défaut d'excitant, conséquence de l'attaque successive du zinc, et de l'évaporation.

J'ai dit que les mèches, en déversant continuellement par capillarité du vinaigre, les usent très-promptement. On se borne donc, présentement, à les tremper toutes les deux heures au moins, quand je crois devoir abandonner momentanément la pile au sulfate.

Ce procédé encourt le grave reproche de séquestrer les malades. Inconvénient dont il faut défalquer une importante circonstance, à savoir, que les malades sont assidues à leur couture, avec ou sans traitement. Elles peuvent se lever, tourner autour de leur lit, mais il faut rester *à l'attache*. Je ne me suis pas laissé arrêter par cette obligation fatale, parce que ce procédé n'est qu'une étape ou un cas particulier de ma *méthode*, et que l'inconvénient est très-relatif.

En effet, il y a des malades que cela ne gêne pas. En outre, j'ai trouvé une disposition qui leur permet de quitter et de reprendre les fils, à l'aide de pinces de contact, attachées à un petit anneau du conducteur à demeure dans les oreilles.

En troisième lieu, les piles portatives enveloppées dans une gaîne placées sur la tête, peuvent convenir dans certains cas, et alors l'inconvénient disparaît avec le procédé. Il est vrai que le contrôle continu cesse par le fait même. Mais ce qui est capital à dire, c'est que la pile au sulfate de plomb sera, sous peu, réduite, grâce à mes instances, aux dimensions d'une pièce de *deux francs*, et par cela même elle sera portative. On portera le petit voltamètre avec la pile dans un étui.

Je ne puis encore rien affirmer de positif sur la durée du travail de cette petite pile, qui est presque sèche.

Mon absolu dévouement au développement de mon œuvre, s'exercera tout entier à rendre cette pile très-pratique.

Certes la condition d'être assis est très-nuisible dans les affections du système nerveux en général. Si j'ai réussi dans les affections névralgiques et autres, c'est sans doute, en partie, à cause de la qualité portative de mes premières piles ; et si je réussis depuis en séquestrant les malades, cela prouve tout au moins en faveur de la méthode, si mal servie par le procédé d'application anti-hygiénique.

Toutes les fois que l'on se sert de la pile au sulfate de plomb, portative ou non, dans le traitement des affections non cérébrales, il faut se rappeler que la première pile qui m'a servi, a sans doute un mode d'action spécial. En effet, physiquement parlant, leur courant polaire est forcément affaibli, lorsque celles-ci sont appliquées dans toute leur étendue sur la peau. Au contraire, lorsque l'on n'y place que deux conducteurs du courant polaire, on dispose du courant engendré tout entier, pour traverser les organes, que l'on veut soumettre à son action. Ces deux procédés, quelle que soit la pile que l'on emploie, ont des qualités différentes, que je ne puis encore formuler, mes recherches n'étant pas suffisantes sur cette seconde manière, dans les maladies non cérébrales.

Je termine ici ce travail essentiellement destiné à éclairer la pratique. J'en sens l'insuffisance, au moment de déposer la plume. Il y manque surtout les données à l'aide desquelles, le médecin, en présence d'un cas difficile, saura deviner ou reconnaître l'*indication* précise. Les développements physiologico-pathologiques qu'exige un pareil enseignement ne peuvent être consignés que dans un Traité complet sur cette matière.

TABLE DES MATIÈRES.

Paris. — Imp. BAILLY, DIVRY et Cᵉ, rue N. D. des Champs, 49.

Le tome II, *Histogénèse, ou Recherches sur le développement, l'accroissement et la reproduction des éléments microscopiques des tissus et des liquides organiques dans l'œuf, l'embryon, les animaux adultes à l'état normal et pathologique.* Un volume in-folio, avec 40 planches, publié en 20 livraisons. Prix :   120 fr.

Prix de chaque livraison.   6 fr.

COURS DE MICROSCOPIE

COMPLÉMENTAIRE DES ÉTUDES MÉDICALES.

ANATOMIE MICROSCOPIQUE ET PHYSIOLOGIQUE
DES FLUIDES DE L'ÉCONOMIE ;
Par le docteur Al. DONNÉ,
Recteur de l'Académie de Montpellier, ex-chef de clinique de la Faculté de médecine de Paris,

In-8 de 550 pages. . . . . Prix : 7 fr. 50 c.

ATLAS DU COURS DE MICROSCOPIE,
EXÉCUTÉ D'APRÈS NATURE
AU MICROSCOPE DAGUERRÉOTYPE,
Par le docteur A. DONNÉ et L. FOUCAULT.

Un volume in-folio de 20 planches gravées, avec un texte descriptif. . . . . Prix : 30 fr.

C'est pour la première fois que les auteurs, ne voulant se fier ni à leur propre main ni à celle d'un dessinateur, ont eu la pensée d'appliquer la merveilleuse découverte du daguerréotype à la représentation des sujets scientifiques. C'est un avantage qui sera apprécié des observateurs que celui d'avoir pu produire les objets tels qu'ils se trouvent disséminés dans le champ microscopique, au lieu de se borner au choix de quelques échantillons, comme on le fait généralement ; car dans cet ouvrage, tout est reproduit avec une fidélité rigoureuse, inconnue jusqu'ici.

PRÉCIS D'HISTOLOGIE HUMAINE
Par le docteur C. MOREL,
Professeur agrégé à la Faculté de médecine de Strasbourg.
Membre de plusieurs sociétés savantes.

1 vol. in-8, avec 28 belles planches dessinées d'après nature,
par le docteur A. VILLEMIN. — Prix : 10 francs.

TRAITÉ DE CHIMIE ANATOMIQUE ET PHYSIOLOGIQUE
NORMALE ET PATHOLOGIQUE,
OU
DES PRINCIPES IMMÉDIATS NORMAUX ET MORBIDES
QUI CONSTITUENT LE CORPS DE L'HOMME ET DES MAMMIFÈRES.
Par CH. ROBIN,
Docteur en médecine et docteur ès sciences, professeur agrégé à la Faculté de médecine de Paris,
ET VERDEIL,
Docteur en médecine, chef des travaux chimiques à l'Institut agricole, professeur de chimie.

3 forts volumes in-8, accompagnés d'un atlas de 45 planches dessinées d'après nature, gravées, en partie coloriées,   36 fr.

Le but de cet ouvrage est de mettre les anatomistes et les médecins à portée de connaître exactement la constitution intime ou moléculaire de la substance organisée en ses trois états fondamentaux, liquide, demi-solide et solide. Son sujet est l'examen, fait au point de vue organique, de chacune des espèces de corps ou principes immédiats qui, par leur union molécule à molécule, constituent cette substance.

Ce que font dans cet ouvrage MM. Robin et Verdeil est donc bien de l'anatomie, c'est-à-dire l'étude de l'organisation, puisqu'ils examinent quelle est la constitution de la matière même du corps. Seulement, au lieu d'être des appareils, organes, systèmes, tissus ou humeurs et éléments anatomiques, parties complexes, composées par d'autres, ce sont les parties mêmes qui les constituent qu'ils étudient : ce sont leurs *principes immédiats* ou parties qui les composent par union moléculaire réciproque, et qu'on en peut extraire de la manière la plus immédiate sans décomposition chimique.

Le bel atlas qui accompagne le *Traité de chimie anatomique et physiologique* renferme les figures de 1200 formes cristallines environ, choisies parmi les plus ordinaires et les plus caractéristiques de toutes celles que les auteurs ont observées. Toutes ont été faites d'après nature, au fur et à mesure de leur préparation.

HISTOIRE NATURELLE DES VÉGÉTAUX PARASITES

QUI CROISSENT

SUR L'HOMME ET SUR LES ANIMAUX VIVANTS,

PAR LE DOCTEUR CH. ROBIN.

1 vol. in-8 de 700 pages, accompagné d'un bel atlas de 15 planches dessinées d'après nature, gravées, en partie coloriées. 16 fr.

L'auteur a pu examiner son sujet non-seulement en naturaliste, mais encore en anatomiste, en physiologiste et en médecin.

La description ou l'histoire naturelle de chaque espèce de parasites renferme : 1. Sa diagnose. — 2. Son anatomie. — 3. L'étude du milieu dans lequel elle vit, des conditions extérieures qui en permettent l'accroissement, etc. — 4. Sa physiologie ou étude des phénomènes de nutrition, développement et reproduction qu'elle présente dans ces conditions. — 5. L'examen de l'action que le parasite exerce sur l'homme ou l'animal même qui le porte et lui sert de milieu ambiant. — On est ainsi conduit à étudier les altérations morbides et les symptômes dont le parasite est la cause; puis l'exposé des moyens à employer pour détruire ou enlever le végétal, et empêcher qu'il ne se développe de nouveau.

Les planches qui composent l'atlas ont toutes été dessinées d'après nature, et ne laissent rien à désirer pour l'exécution.

TABLEAUX D'ANATOMIE

CONTENANT

L'EXPOSÉ DE TOUTES LES PARTIES A ÉTUDIER DANS L'ORGANISME DE L'HOMME ET DANS CELUI DES ANIMAUX,

Par le Docteur Ch. ROBIN.

1 vol. in-4 contenant 10 tableaux. — Prix : 3 fr. 50 c.

DU MICROSCOPE ET DES INJECTIONS

DANS LEURS APPLICATIONS A L'ANATOMIE ET A LA PHYSIOLOGIE,

Suivi d'une Classification des sciences fondamentales, de celle de la Biologie et de l'Anatomie en particulier,

PAR LE DOCTEUR CH. ROBIN,

1 vol. in-8 de 500 pag. avec 23 fig. dans le texte, et 4 planches gravées. 7 fr.

Ainsi que l'annonce l'auteur, cet ouvrage doit servir d'introduction à l'étude de l'anatomie générale. Il est divisé en deux parties. La PREMIÈRE traite *des Moyens d'exploration en anatomie générale et des caractères qu'ils nous fournissent, qui sont* 1° *des injections;* 2° *des microscopes.* Ici l'auteur traite des loupes, des doublets, des microscopes à dissection, du microscope composé, proprement dit, ou à observation; des conditions à remplir pour leur emploi dans les différents cas; enfin M. Robin termine cette partie par un chapitre *sur l'emploi, en anatomie générale, des moyens physico-chimiques autres que les injections et les microscopes.* La DEUXIÈME partie comprend la *Classification des sciences fondamentales en général, de la biologie et de l'anatomie en particulier.*

RECHERCHES ANATOMIQUES ET PHYSIOLOGIQUES
SUR LE DÉVELOPPEMENT DU FOETUS

ET PARTICULIÈREMENT

SUR L'ÉVOLUTION EMBRYONNAIRE DES OISEAUX ET DES BATRACIENS,

Par les docteurs BAUDRIMONT et MARTIN SAINT-ANGE.

Paris, 1851, 1 vol. in-4, avec 18 planches gravées et coloriées,   18 fr.

ÉTUDE DE L'APPAREIL REPRODUCTEUR
DANS LES CINQ CLASSES D'ANIMAUX VERTÉBRÉS

AU POINT DE VUE ANATOMIQUE, PHYSIOLOGIQUE ET ZOOLOGIQUE,

Par le docteur MARTIN SAINT-ANGE.

Mémoire couronné par l'Institut (Académie des sciences).

Paris, 1854, grand in-4 de 234 pages, plus 17 planches gravées.   25 fr.

MÉMOIRE SUR LA STRUCTURE INTIME DU FOIE

ET SUR LA NATURE

DE L'ALTÉRATION CONNUE SOUS LE NOM DE FOIE GRAS,

Par le docteur LEREBOULLET,

Professeur à la Faculté des sciences de Strasbourg.

Mémoire couronné par l'Académie impériale de médecine.

In-4, avec 4 planches coloriées. — Prix : 7 fr.

RECHERCHES SUR L'ANATOMIE
DES ORGANES GÉNITAUX DES ANIMAUX VERTÉBRÉS

Par le docteur LEREBOULLET.

Mémoire couronné par l'Académie des Curieux de la nature.

In-4, avec 20 planches. — Prix : 24 fr.

TRAITÉ D'HYDROTOMIE
OU DES INJECTIONS D'EAU CONTINUES DANS LES RECHERCHES ANATOMIQUES

Par le docteur A.-E. LACAUCHIE,

Professeur d'anatomie à l'hôpital militaire du Val-de-Grâce.

1853, in-8 de 156 pages, avec 6 planches. — Prix : 4 fr. 50 c.

MANUEL DE PHYSIOLOGIE
PAR J. MULLER,

TRADUIT DE L'ALLEMAND SUR LA DERNIÈRE ÉDITION,

PAR A.-J.-L. JOURDAN.

DEUXIÈME ÉDITION REVUE ET ANNOTÉE

PAR É. LITTRÉ,

De l'Institut, de la Société d'histoire naturelle de Halle, de la Société de biologie de Paris.

Accompagné de 320 figures intercalées dans le texte et de 4 planches gravées.

2 forts volumes grand in-8 de chacun 840 pages. — Prix : 20 fr.

Les additions importantes faites à cette édition par M. LITTRÉ, et dans lesquelles il expose et analyse les derniers travaux publiés en physiologie, feront rechercher particulièrement cette *deuxième édition*, qui devient le *seul livre de physiologie complet* représentant bien l'état actuel de la science.

Paris. — Imprimerie de L. MARTINET, rue Mignon, 2.

www.ingramcontent.com/pod-product-compliance
Ingram Content Group UK Ltd.
Pitfield, Milton Keynes, MK11 3LW, UK
UKHW021936070726
13614UKWH00001B/465